Kursbuch Heiltees

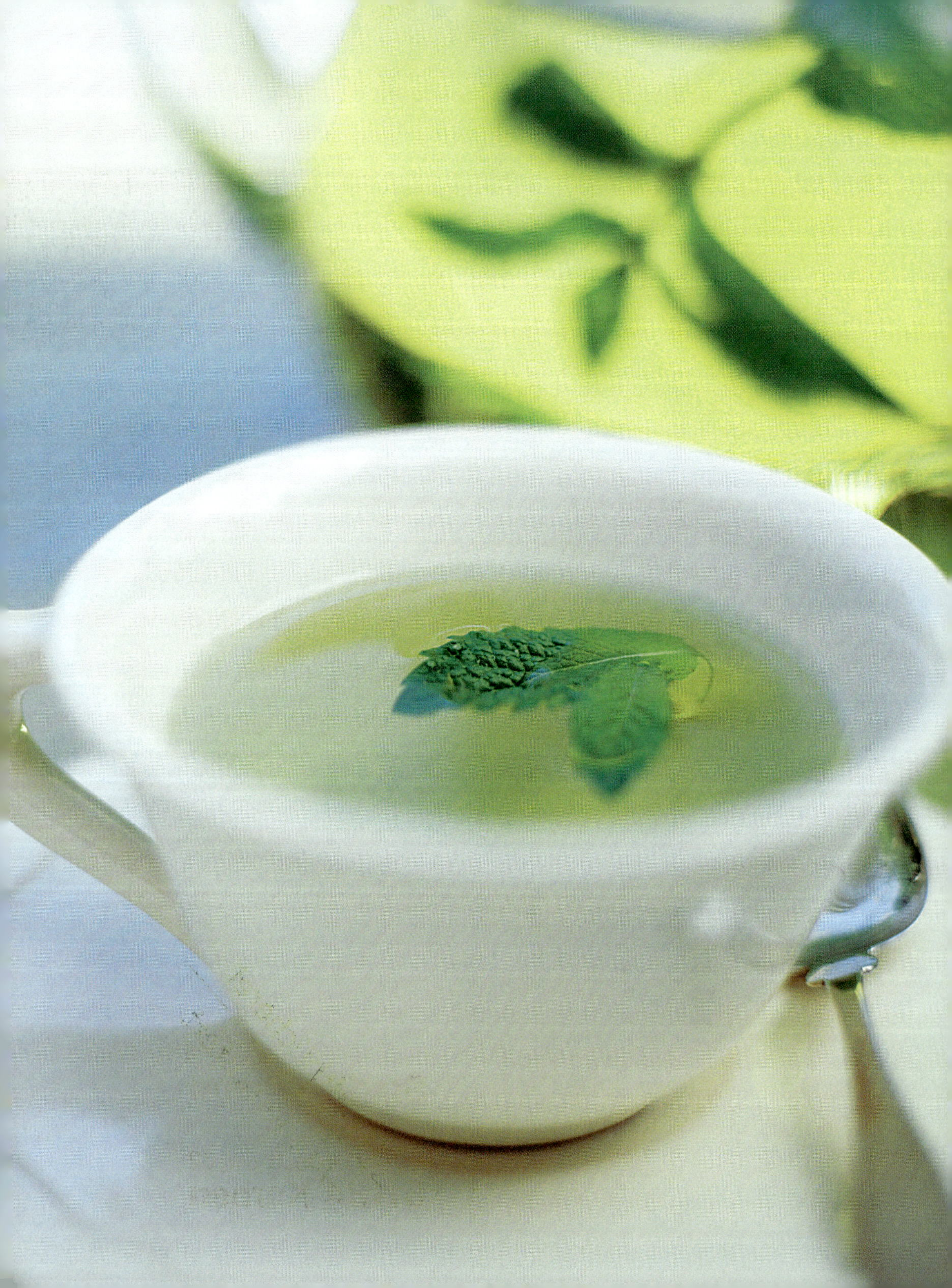

Dr. Jörg Theilacker

Kursbuch Heiltees

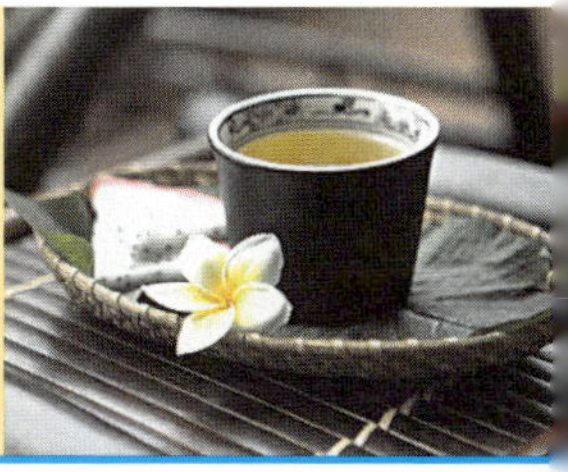

Krankheiten und Beschwerden sanft und natürlich behandeln

südwest

INHALT

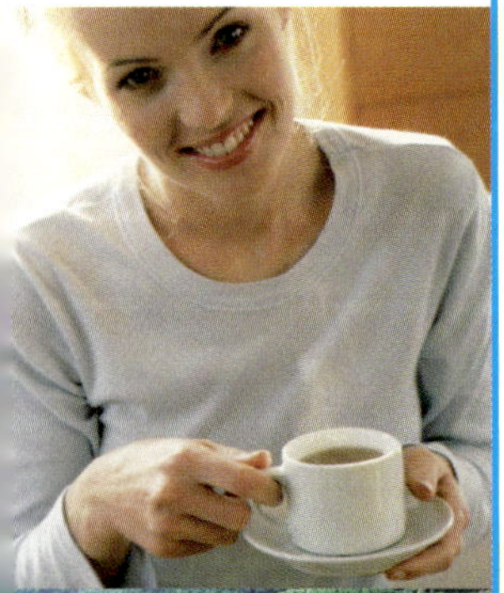

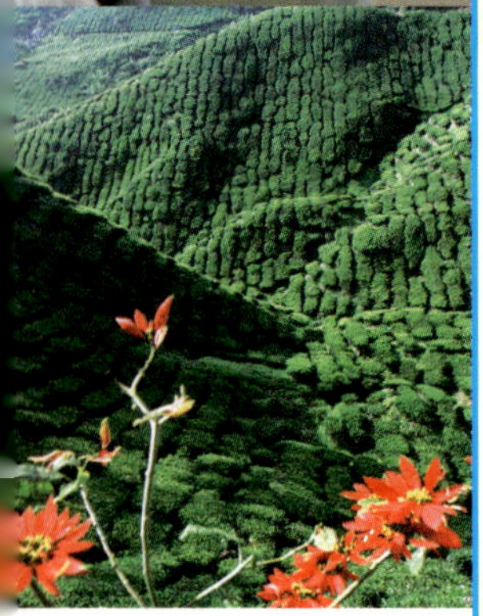

Tee, das jahrtausendealte Naturprodukt, vereint viele gute Eigenschaften: Es ist gesund, macht gute Laune und schmeckt einfach lecker.

Erkrankungen mit Heiltees behandeln 54

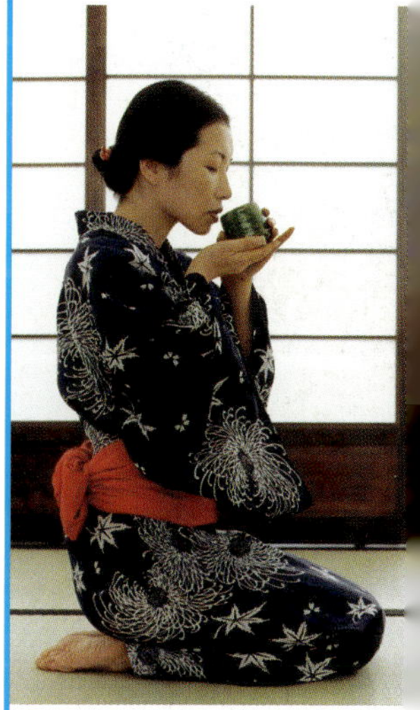

Leben in der Balance – das nennen die Japaner »Tee in sich haben«. Mit Tee fällt es Ihnen leichter, die innere Balance wiederzufinden.

Seit Urzeiten nutzen Menschen Pflanzen aus der Natur – zur Ernährung, für die religiöse Ekstase und zur Heilung. Eine besonders beliebte Form ist seit jeher der Tee.

Die Apotheke der Natur

Heilkräfte aus der Natur

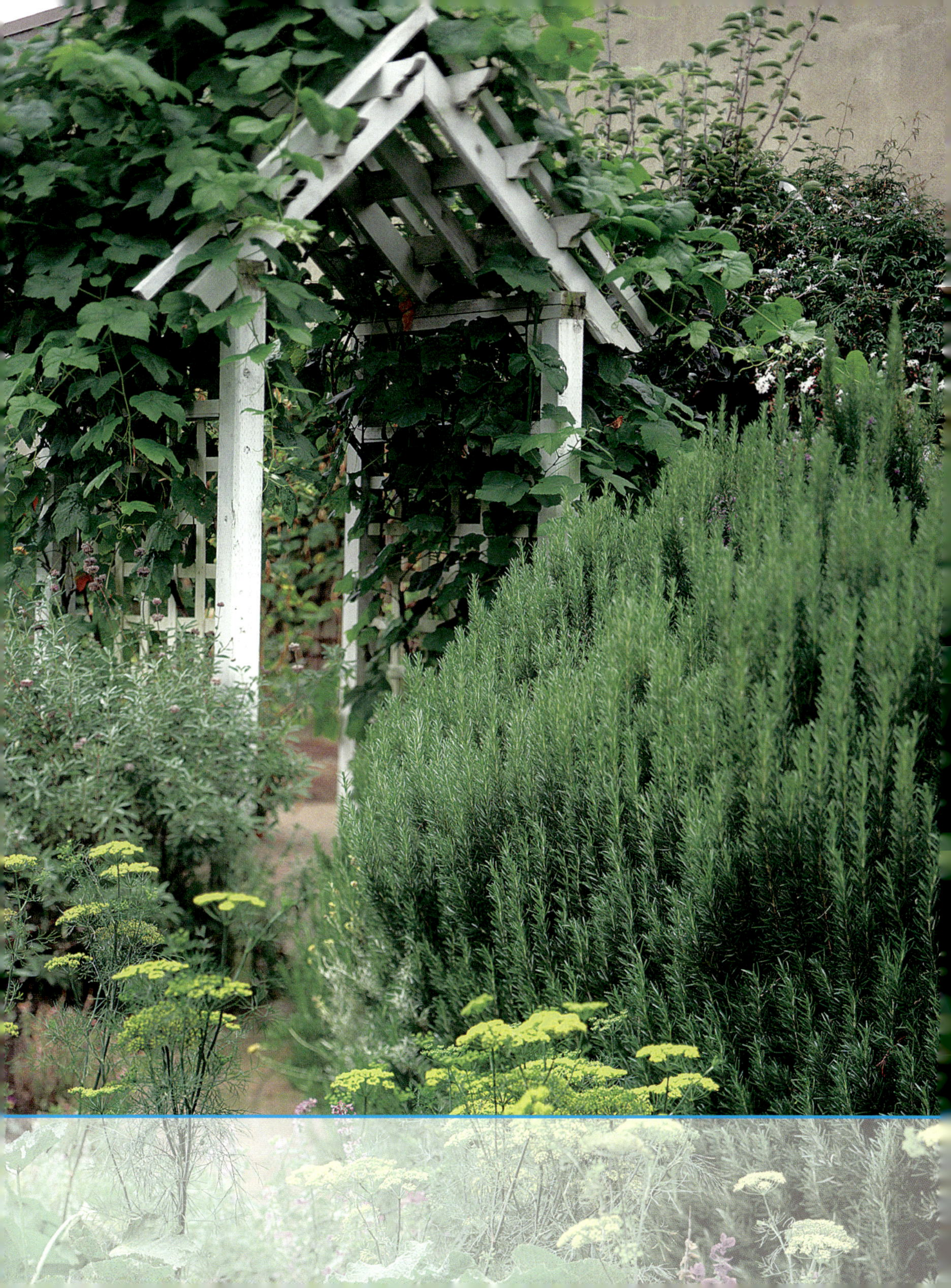

Heilpflanzen und ihre Wirkstoffe

Phytotherapie und Heiltees

Die Phytotherapie oder Pflanzenheilkunde gehört zu den ältesten medizinischen Behandlungsformen. Sie ist auf allen Kontinenten und in allen Kulturen zu Hause. Die Phytotherapie verwendet ganze Pflanzen und Pflanzenteile, die auf unterschiedliche Weise zubereitet werden.

Phytotherapie – so nennt man die Lehre von der Behandlung mit Heilpflanzen. Seit es Menschen gibt, nutzen sie die heilenden Wirkungen von Pflanzen, sei es als Wundkraut, als Gegengift oder schlicht als Heiltee.

Jede Kultur auf der Erde verfügt über jahrhundertealtes Wissen über die speziellen Heilkräfte bestimmter Pflanzen. Sowohl die Volksheilkunde als auch die spätere Medizin überlieferten ihr gesammeltes Detailwissen über die Wirkungen einzelner Pflanzen.

Sekundärstoffwechsel

Warum produzieren Pflanzen eigentlich Heilstoffe? Diese Frage kann bis heute nur sehr bruchstückhaft beantwortet werden. Pflanzen besitzen einen Primärstoffwechsel, der auf die Produktion von »Pflanzenstoff« (Blätter, Holz, Blüten, Pollen etc.) ausgerichtet ist. Daneben produziert die Pflanze in ihrem Sekundärstoffwechsel noch eine Vielzahl von arzneilich wirksamen Verbindungen, darunter ätherische Öle oder Flavonoide. Der Zweck der zusätzlichen Stoffe ist wissenschaftlich noch nicht vollständig geklärt. Vermutlich dienen die Stoffe des Sekundärstoffwechsels dem Schutz der Pflanze, der Attraktivität der Blüte oder ähnlichen Zwecken.

Jede Pflanze produziert ihre ganz eigene und charakteristische Kombination aus Sekundärstoffen. Daher spricht man auch vom chemischen »Fingerprint« der Pflanze. Die Wirkung einer solchen Heilpflanze vorherzusagen ist hochkompliziert. Die reichste Wissensquelle sind alte Heilpflanzenbücher – kombiniert mit moderner wissenschaftlicher Forschung.

Heilpflanzenbücher

Seit Jahrtausenden sammeln und beschreiben Menschen ihre Erfahrungen mit Heilpflanzen, um ihr Wissen ihren Nachfahren weiterzugeben.

Berühmt ist das systematisch aufgebaute Heilpflanzenbuch des chinesischen Kaisers Shin-nong (etwa 3700 v. Chr.). Nicht weniger wichtig sind die Schriften und Überlieferungen der antiken und mittelalterlichen Naturheilkunde, beispielsweise von Hippokrates, Dioskurides, Galen, Albertus Magnus, Paracelsus oder Hildegard von Bingen.

Heilpflanzenbücher beschrieben allesamt folgende Elemente:

- Art der Heilpflanze (gegebenenfalls mit genauer Spezifikation)
- Wirkstoffe
- Medizinische Wirkung
- Therapeutischer Einsatz
- Rezeptur (Menge, Verarbeitung, Verabreichung)

Wissen über Heilpflanzen wurde schon im Altertum und im Mittelalter und bis in die frühe Neuzeit in Kräuterbüchern sowie in medizinischen und volksheilkundlichen Erfahrungsberichten niedergelegt und von Generation zu Generation weitergegeben.

Beispiel Salizylsäure

Am Beispiel der Salizylsäure lässt sich mustergültig zeigen, wie Volksheilkunde und moderne medizinische Forschung zu denselben Ergebnissen kamen: Seit Jahrhunderten weiß man um die fiebersenkende, entzündungshemmende und schmerzlindernde Wirkung von Silberweide und Mädesüß. Entsprechend setzte man Tees aus den Blättern bzw. Blüten der Pflanzen ein und erzielte damit hervorragende Ergebnisse.

Mitte des 19. Jahrhunderts wurde der Wirkstoff Salizylsäure in Mädesüß nachgewiesen. Er wurde isoliert und trat mit dem Namen Aspirin® seinen weltweiten Siegeszug an. Heute ist die Salizylsäure aus der normalen Hausapotheke gar nicht wegzudenken. Bei Kopf- oder Zahnschmerzen, bei grippalen Infekten oder leichtem Fieber – überall leistet die Salizylsäure erstklassige Dienste.

Wirkstoffe der Heiltees

Wer sich intensiver mit Heiltee beschäftigen möchte, für den ist es nützlich, etwas über die Wirkstoffe von Heilpflanzen zu wissen. Zu den wichtigsten Wirkstoffgruppen in Heiltees gehören: Alkaloide, ätherische Öle, Bitterstoffe, Flavonoide, Gerbstoffe, Glykoside, Hormonstimulanzien, Kieselsäure, Salizylsäure, Saponine, Schleimstoffe und Vitamine.

Alkaloide

Die Bedeutung der Alkaloide für die Pflanze ist noch nicht geklärt, sie scheinen jedoch nicht für den pflanzlichen Stoffwechsel benötigt zu werden. Vermutet wird, dass sie die Pflanzen gegen Fressfeinde schützen.

Alkaloide gehören zur den wirkungsstärksten Stoffen der Phytotherapie. Ihr Namen leitet sich von ihrer »alkalischen« (basischen) Eigenschaft ab (Gegenteil wäre »sauer«). Alkaloide sind stickstoffhaltige, wasserlösliche Substanzen wie beispielsweise Nikotin oder Koffein. Sie beeinflussen das Nervensystem und sind im Regelfall hochgiftig. Zu diesen gefährlichen Alkaloiden gehört das krampflösende Atropin der Tollkirsche oder das schmerzlindernde Morphin des Schlafmohns. Bei Heiltees verwendet man ausschließlich ungiftige Alkaloide wie Goldrute, Granatapfel, Heidelbeeren, Pastinak und Sauerdorn.

Ätherische Öle

Ätherische Öle sind wahrlich »unüberriechbar«: Man kann sie schnell an ihrem Geruch erkennen. Sie setzen sich aus bis zu 100 verschiedenen Ölen zusammen, sind leicht flüchtig und finden sich in unterschiedlichen Konzentrationen (0,01 Prozent bis zu zehn Prozent) in den Heilpflanzen. Besonders hohe Konzentrationen ätherischer Öle finden sich in Rosmarin, Thymian, Salbei, Fenchel und Pfefferminz.

Ätherische Öle wirken stark antibiotisch und desinfizierend, schließlich produziert die Pflanze diese Öle als Abwehrwaffe gegen Insekten, Bakterien und Pilze. Daneben besitzen einzelne ätherische Öle spezifische Heilwirkungen: Sie sind entzündungshemmend, auswurffördernd, krampflösend, harntreibend. Durch ihre Flüchtigkeit eignen sich ätherische Öle hervorragend zur Inhalation.

Bitterstoffe

Bitterstoffe unterteilen sich chemisch in drei Untergruppen: Glykoside, Laktone und Alkaloide. Bitterstoffe enthalten besonders Löwenzahn, Wermut und die Enziangewächse. Besonders gut wirken Bitterstoffe auf den gesamten Magen-Darm-Trakt, d. h. sie fördern die Verdauung und den Stuhlgang, wirken Blähungen, Appetitmangel und Völlegefühl entgegen. Die alte Redensart »Bitter muss Böses vertreiben« (»Nur bittere Medizin wirkt«) wurde durch neue Untersuchungen bestätigt: Bitterstoffe stärken den gesamten Organismus und seine Immunabwehr. So erscheint der altbewährte bittere Kräuterschnaps auf einmal wieder in neuem Licht.

»Nur bittere Medizin wirkt«. Die alte Volksweisheit zeugt von der Kenntnis heilsamer Bitterstoffe. Bitterstoffe stärken die gesamte Immunabwehr.

Bitterstoffe unterscheidet man in drei Gruppen:

- Reine Amara: Enzian, Tausendgüldenkraut, Chinarinde. Fördern als Heiltee vor allem die Verdauung.
- Amara aromatica: Schafgarbe, Wermut, Engelwurz, Mariendistel. Diese Pflanzen bieten neben den Bitterstoffen auch reichlich ätherische Öle mit antibakteriellen Wirkungen. Als Heiltee vor allem bei Gallen- und Leberleiden zu empfehlen.
- Amara arica: Galgant, Ingwer, Pfeffer. Diese Heilpflanzen vereinen einen bitteren und scharfen Geschmack und werden meist als Würzmittel verwendet.

Flavonoide

Die Bezeichnung Flavonoide leitet sich von lateinisch »flavus« (gelb) ab, denn viele Flavonoide sind gelb bzw. orange. Flavonoide sind natürliche Pflanzenschutzstoffe, die immer aktiv an der Heilwirkung einer

Pflanze beteiligt sind. Besonders häufig werden flavonoidhaltige Heiltees zur Vorbeugung, zur Entgiftung und zur Regulierung der enzymatischen Pegel eingesetzt. Bekannte Flavoinoide sind Quercetin und Hyperosid. Typische Heilteepflanzen sind Buchweizen, Raute, Kamille, Süßholz oder Mariendistel.

Gerbstoffe

Das in den Weintrauben enthaltene Tannin ist der wohl bekannteste Gerbstoff. Es beeinflusst die Lagerfähigkeit des Weins. Je tanninhaltiger beispielsweise Rotwein ist, umso länger hält er sich. Tannin gibt dem Wein auch einen rauen, bitterherben, trockenen Geschmack. Darüber hinaus sind Gerbstoffe auch aus der Lederherstellung bekannt.

Gerbstoffe besitzen eine adstringierende (zusammenziehende) Wirkung, d. h. sie können Eiweißstoffe in den Schleimhäuten binden (koagulieren) und damit Barrieren gegen Krankheitserreger errichten. Den Bakterien auf den Schleimhäuten wird damit die Lebensgrundlage entzogen. Daher setzt man Gerbstoffe erfolgreich bei Entzündungen der Schleimhäute in Mund und Rachen ein, aber auch bei Darmkatarrhen, Hautentzündungen, Wunden oder Hämorrhoiden. Achtung: Gerbstoffe reizen die Magenschleimhaut!
Heilpflanzen mit hohem Gerbstoffanteil sind Blutwurz, Heidelbeeren, Eichenrinde, Walnussblätter, Schlangenknöterich, Frauenmantel oder Hamamelis. Die meisten Gerbstoffe befinden sich in den Rinden und Wurzeln der Pflanzen.

Glykoside

Glykoside gehören wie die Alkaloide zu den hochwirksamen und teils sehr giftigen Wirkstoffen, die auf das Herz, die Muskulatur und die Nerven wirken. Diese Wirkstoffe enthalten chemisch gesehen einen Zucker- und einen »Nichtzucker«-Anteil. Dabei bestimmt der Nichtzucker-Anteil die Qualität der Wirkung. Zu den stark wirkenden Glykosiden gehören beispielsweise der Rote Fingerhut (Digitalis purpurea) und das Maiglöckchen.
Für Heiltees werden ausschließlich ungiftige Glykoside eingesetzt. Dabei unterscheidet man drei Arten von Glykosiden:

- Saponinhaltige Pflanzen (mit Seifengeschmack) wie Bruchkraut, Golfrute, Lungenkraut, Königskerze, Primeln, Süßholz, Weißdorn oder Wundklee.
- Senfölglykosidhaltige Pflanzen wie Meerrettich, Kresse, Knoblauch, Zwiebeln und natürlich Senf.
- Flavonhaltige Pflanzen wie Birke, Blutwurz, Brombeeren, Gänsefingerkraut, Hauhechel, Johanniskraut und Kamille.

Hormonstimulanzien

Heilpflanzen selbst enthalten keine Hormone, aber sie bieten hormonelle Stimulanzien. Dabei nehmen die Heilpflanzen Einfluss auf das menschliche Zwischenhirn, das seinerseits die Hormonproduktion in den Drüsen steuert. So kann man mit Heiltees die Schilddrüsenfunktion stabilisieren (Blasentang, Wolfstrappkraut), man kann den Blutzuckerspiegel stabilisieren (Bohnenschalen, Haferstroh, Löwenzahlwurzel) oder die Prostata abschwellen lassen (Kürbiskerne). Achtung: Heiltees sind keine Alternative zur Diabetes-Behandlung mit Insulin!

Phyto-Östrogene werden seit langem intensiv erforscht. Die Pflanzen produzieren diese Hormone meist als Schutzstoffe oder Wachstumsregulatoren. Da ihre chemische Struktur der von Östrogenen ähnelt, können sie im menschlichen Körper Rezeptoren besetzen, die sonst von den Östrogenmolekülen genutzt würden und so eine sanfte Wirkung auf den Organismus ausüben.

Kieselsäure

Kieselsäure ist ein wichtiger Baustein für den menschlichen Organismus. Sie wird für den Aufbau des Bindegewebes, der Haut, bei Sehnen, Bändern, Haaren und Nägeln benötigt. Ein Mangel an Kieselsäure führt u. a. zu Bindegewebsschwäche, Krampfadern oder Zellulite. Einige Heilpflanzen besitzen die Fähigkeit, Kieselsäure aus der Erde zu ziehen und sie in ihren Blättern zu speichern. Dazu gehören der Ackerschachtelhalm oder der Spitzwegerich. Heiltees aus diesen beiden Heilpflanzen können entscheidend zur besseren Versorgung mit Kieselsäure beitragen und unterstützen damit die Kräftigung der Kollagenfasern im Bindegewebe.

Salizylsäure

Salizylsäure ist heute in Form von Aspirin® weltweit in jeder Hausapotheke anzutreffen. Ursprünglich stammt auch dieser heilbringende Wirkstoff aus der Natur: Besonders die Silberweide bietet reichlich Salizylsäure, aber auch Mädesüß, Primeln und Ringelblumen. Salizylsäure wirkt fiebersenkend gegen rheumatische Beschwerden, Kopf- und Zahnschmerzen – und gegen den Kater nach zu ausgiebigen Feiern.

Saponine

Saponine sind eine Untergruppe der Glykoside. Sie kommen in vielen höheren Pflanzen vor und dort vor allem in Wurzeln, Knollen, Blättern, Blüten und Samen, also in nährstoffreichen Strukturen. Besonders reich an Saponinen sind Hülsenfrüchte.

Der Name Saponine leitet sich vom lateinischen Wort »sapo« (Seife) ab. Wenn man saponinhaltige Pflanzen kocht, dann bildet sich Schaum. Saponinhaltige Heilpflanzen sind beispielsweise die Königskerze und die Schlüsselblume. Therapeutisch verwendet man saponinhaltige Pflanzen zur Schleimlösung. Fester Schleim beim Husten kann so leichter verflüssigt und ausgehustet werden. Einige Heilpflanzen mit Saponinen sind auch wassertreibend (z. B. Süßholz). Daher finden sich in vielen fertigen Blasen- und Nierentees hohe Anteile saponinhaltiger Heilpflanzen.
Daneben gibt es noch die steroiden Saponine, die den menschlichen Hormonen ähneln. Die Ginsengwurzel bietet eine hohe Konzentration dieser Saponinart.

Schleimstoffe

Unter Schleimstoffen versteht man kohlenhydrathaltige Stoffe wie Stärke, Zellulose oder Pektine. Chemisch gesehen gehören Schleimstoffe zu den Polysacchariden (Mehrfachzuckern). Diese Stoffe können viel Wasser aufnehmen und bilden dann die schleimartige Konsistenz (visköse Lösung). Diese Schleimstoffe legen sich schützend auf gereizte Schleimhäute und lindern Entzündungen im Hals- und

Rachenbereich. Bei solchen Polysacchariden des Roten Sonnenhuts wurde eine das Immunsystem stimulierende Wirkung nachgewiesen.

Heilpflanzen mit einem hohen Anteil von Schleimstoffen sind Eibisch oder Leinsamen. Dazu bietet Leinsamen auch noch einen Aufquelleffekt, das heißt er wirkt leicht abführend.

Vitamine

Über die zentrale Bedeutung von Vitaminen für die gesunde Ernährung dürfte es inzwischen keinerlei Zweifel mehr geben. Die wichtigsten Vitamine bzw. Vitamingruppen im Zusammenhang mit Heiltees sind:

- Vitamin C: Einen extrem hohen Anteil an Vitamin C (Askorbinsäure) bieten Zitrusfrüchte, Sanddorn, Paprika oder Hagebutte – idealerweise in frischem Zustand, aber in immer noch ausreichender Menge auch als Tee.
- Vitamin B: Diese Vitamingruppe kommt hauptsächlich in Getreidesorten vor, sei es in Form von Müsli oder als Abkochung (Kochwasser von Hafer, Gerste, Dinkel oder Hafer).
- Vitamin E: Hauptsächlich in Samen, Hülsenfrüchten, Nüssen und Getreidekeimlingen findet sich dieser Stoff. Aber auch Brunnenkresse bietet eine hohe Dosis an Vitamin E.
- Vitamin A: Brunnenkresse und Spinat enthalten reichlich Vitamin A, wichtig für gute Augen.

Vitamine benötigt der menschliche Organismus für viele lebenswichtige Vorgänge. Da sie in der Regel nicht vom Körper selbst hergestellt werden können, müssen Vitamine oder ihre Vorstufen über die Nahrung aufgenommen werden.

Vitamine sind Lebensstoffe

Anders als bei Tieren stellt der menschliche Organismus so gut wie keine Vitamine selbst her. Das hat er im Laufe der Entwicklungsgeschichte verlernt. Daher müssen wir Vitamine als lebensnotwendige Bestandteile mit der Nahrung zu uns nehmen.

Frische Zitrusfrüchte enthalten nicht nur viel Vitamin C, sondern auch Bioflavonoide im Fruchtfleisch. Diese fungieren als Wirkungsverstärker.

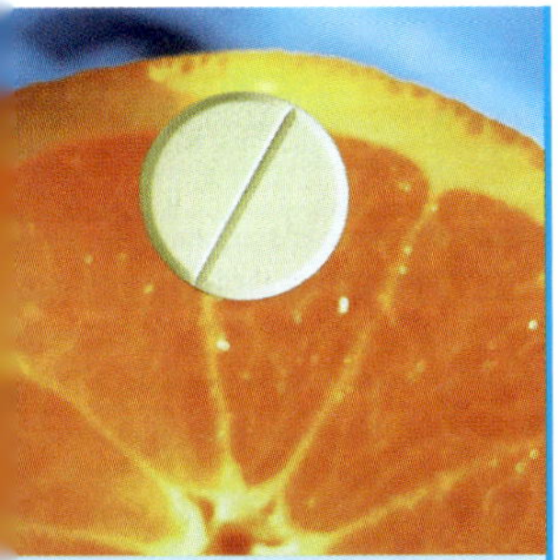

Synthetische Vitaminpräperate enthalten keine Bioflavonoide, die die Wirkung der Vitamine immer steigern. Klar zu bevorzugen sind daher natürliche Vitamine aus Obst, Gemüse und Vollkornprodukten.

Frisches Obst statt Vitamintabletten

Nun finden sich in allen Regalen der Supermärkte und in Apotheken Dutzende von Vitaminpräparaten. Diese sind bestenfalls eine Notlösung, wenn keine natürlichen Vitamine vorhanden sind. Vitaminpillen ersetzen keine natürlichen Vitamine. Beispiel: Mit synthetischer Askorbinsäure kann man Skorbut nicht heilen, mit echtem Vitamin C aus Zitronen oder Orangen jedoch recht leicht.
Der Unterschied liegt in den Bioflavonoiden und im Fruchtfleisch. Vitaminpräparaten fehlen diese natürlichen Wirkungsverstärker. Daher wird der größte Teil des synthetischen Vitamins wieder wirkungslos ausgeschieden.

Grenzen der Selbstmedikation

Beim Einsatz von Heiltees ist es sinnvoll, extreme Erwartungen zu vermeiden: Heiltees sind keine Wundermittel, die schwere Erkrankungen heilen oder Operationen überflüssig machen. Sie sind auch kein Ersatz für Antibiotika, wenn deren Einsatz ärztlich angezeigt ist. Aber Heiltees sind auch keine unwirksamen Spinnereien einiger »Gläubiger«. Die Wahrheit liegt – wie so oft – in der Mitte.

Wann helfen Heiltees?

Tees und Tinkturen aus Heilpflanzen geben jedem, der sich selbst therapieren möchte, ein sinnvolles und hilfreiches Mittel in die Hand. Selbstbehandlung macht Sinn bei leichteren Erkrankungen, deren Symptome und deren Ablauf gut bekannt sind, beispielsweise bei Erkältungen oder bei einem grippalen Infekt.
Da solche leichteren Gesundheitsstörungen erfahrungsgemäß immer wieder auftreten – man denke nur an die alljährlichen Erkältungswellen im beginnenden Winter –, weiß jeder um den Verlauf der

Erkrankungen. Hier ist es sinnvoll, pharmazeutisch-chemische Unterdrückungspräparate zu meiden und erst einmal mit auf die Heilwirkungen der Natur zu vertrauen. Sie bietet uns ein riesiges Reservoir an natürlichen Wirkstoffen, die oft ähnlich effektiv wirken wie synthetische Präperate, aber sanfter sind.

Eine Selbstmedikation mit Kräutern kann keinen Arztbesuch ersetzen. Verändern sich die Beschwerden nach drei Tagen der Anwendung nicht, sollte unbedingt ein Mediziner zu Rate gezogen werden. Schon vorher, wenn das Befinden sich verschlechtert.

Grenzen der Selbstbehandlung

Wenn eine Erkrankung jedoch mit neuen, Ihnen unbekannten Symptomen aufwartet, wenn sich der Verlauf als weitaus schwerer als erwartbar erweist, dann sollten Sie unbedingt ärztlichen Rat einholen. Als weiteres Kriterium gilt die Länge einer Erkrankung: Hier gelten drei bis höchstens vier Tage als Grenze der Selbstbehandlung. Als sicheres Anzeichen einer wirklich ernsten Krankheit gilt auch hohes und lang anhaltendes Fieber.

Wann es Zeit für den Arzt ist

Holen Sie unverzüglich ärztlichen Rat ein, wenn eines der folgenden Symptome auftritt:

- **Hohes und lang anhaltendes Fieber**
- **Starke Schmerzen**
- **Allergische Reaktionen auf Heiltee: Atemnot, schnelle Anschwellung der Schleimhäute**
- **Wenn bereits verschwundene Symptome erneut und stärker auftreten**
- **Instabiler Kreislauf, Herzrasen, Herzschmerzen jeglicher Art: Alarmieren Sie den Notarzt!**
- **Wenn die leichten Symptome nicht nach spätestens drei Tagen gemildert oder verschwunden sind**
- **Wenn Sie Hautveränderungen bemerken**
- **Wenn starker Durchfall oder starke Schmerzen im Bauchbereich einsetzen**

Der goldene Mittelweg

Leben in Einheit mit der Natur, Heilen mit natürlichen Kräften (und ohne schädliche Nebenwirkungen), Einsatz der sanften Heilstoffe statt »chemischer Hämmer«: Diesen Wunsch haben immer mehr Menschen in unserer übertechnisierten Welt mit all ihren Umweltgefahren. Gleichzeitig müssen die Krankenversicherungssysteme sparen; immer mehr medizinische Leistungen müssen von den Versicherten selbst bezahlt werden.

In dieser Situation sind Heiltees ein ideales Mittel, um kleinere Gesundheitsstörungen selbst korrigieren zu können. Hierbei soll und kann Ihnen dieses Kursbuch helfen. Heiltees sind keine Glaubenssache, sondern schlichte Erfahrung – über Jahrhunderte gesammelt und erprobt.

Special: Heiltees selber sammeln

Im Internet finden sie unter http://www.g-netz.de/Health-Center/heilpflanzen ein Heilpflanzenlexikon mit derzeit über 200 Heilpflanzenmonographien. Die Beschreibungen enthalten Informationen über Zubereitung, Anwendung und Dosierung der Kräuter.

Heilpflanzen selber zu sammeln, ist nicht nur eine schöne und gesunde Beschäftigung, es ist darüber hinaus die ideale Methode, um sich mehr und intensiver mit diesen Heilkräutern zu befassen. Darüber hinaus schont es auch Ihr Portemonnaie.

Aber es braucht eine ganze Menge an Voraussetzungen, um selber seine Heilpflanzen finden und verarbeiten zu können.

Voraussetzungen

Wer Heilpflanzen selber sammeln möchte, braucht dafür mehrere Voraussetzungen:

- Naturbelassene Räume: Diese Räume (Naturwiesen) sollten nicht an stark befahrenen Straßen liegen, nicht im Wald oder am Waldrand, nicht neben bewirtschafteten Feldern und nicht neben Industrieanlagen. Schon diese Bedingungen sind für die meisten Menschen, die in städtischen Räumen leben, kaum oder gar nicht zu erfüllen. Solche Flächen gibt es nur im ländlichen Bereich. Streuobstwiesen sind ebenfalls tabu, weil hier der Befall mit Fuchsbandwürmern nicht ausgeschlossen werden kann.

- Pflanzenkenntnis: Der Sammler benötigt eine profunde Kenntnis vieler Heilpflanzen. Solche Kenntnisse kann man sich mit guten Kräuterbüchern aneignen. Manche Volkshochschulen bieten Kräuterkurse an, manche sogar Sammelkurse. Diese bieten oft den besten Einstieg in dieses neue Thema.
- Giftige Pflanzen müssen unbedingt erkannt und vermieden werden. Hier droht Vergiftungsgefahr!
- Naturschutzbestimmungen: Manche Pflanzen stehen unter Naturschutz und dürfen nicht oder nur teilweise oder nur zu bestimmten Zeiten gesammelt werden.

Zeitpunkt und Transport

Für die meisten Heilpflanzen ist der beste Zeitraum Frühling und Sommer – wenn die Pflanzen in Saft und Kraft stehen. Blüten sammelt man kurz nach dem Aufblühen, Blätter und Rinden im Frühjahr vor der Blüte, Wurzeln eher im Herbst. Nutzen Sie einen sonnigen Tag: Regennasse Pflanzen fangen schnell zu schimmeln an und werden unbrauchbar.

Sammeln Sie nur gesunde Pflanzen ohne Tierfraß. Nehmen Sie keine Pflanzen, die Ihnen unbekannte Veränderungen aufweisen (Pilzinfektionen, Milben, Mehltau). Schneiden Sie die Pflanzenteile ab und legen Sie diese in einen luftigen Korb. Die gesammelten Pflanzen sollten locker im Korb liegen.

Heilkräuter nicht neben Straßen, Feldern und in Wäldern (Fuchsbandwurm!) sammeln. Die besten Jahreszeiten sind der Frühling und der Sommer. Eignen Sie sich Kenntnisse in VHS-Kursen und aus guten Kräuterbüchern an.

Trocknung und Aufbewahrung

Zu Hause legen Sie alle gesammelten Pflanzen auf ausgebreitetes Papier. Schneiden Sie alle verblühten und vertrockneten Pflanzentei-

Zum Aufbewahren der Heilpflanzen eignen sich auch Blechdosen, Papiertüten oder Kartons, Plastikbehälter sollten sie allerdings verschmähen. Geben Sie die Pflanzen erst dann in das Aufbewahrungsgefäß, wenn sie wirklich trocken sind und auch die härtesten Teile leicht zerbrechen.

le einfach weg. Grobe Verschmutzungen sollten Sie mit wenig Wasser beseitigen. Die Pflanzen nicht waschen, denn mit dem Wasser verlieren Sie viele Heilstoffe.
Lassen Sie die Pflanzen an einem luftigen, aber windgeschützten Raum trocknen. Ab und zu umdrehen. Sie können die Pflanzen auch zusammenbinden und mit einer Schnur zum Trocknen aufhängen. Blüten sind nach rund fünf Tagen, Blätter nach einer guten Woche trocken. In feuchten Klimaperioden kann die Trocknung länger dauern. Sie werden klar erkennen, wann die Pflanzen trocken sind. Fehlt Ihnen ein solcher Trockenplatz, dann legen Sie die Pflanzen auf Holzrosten in Ihren Backofen: Nicht über 35 °C erhitzen!
Zerteilen Sie die getrockneten Pflanzen in handliche kleine Stücke und füllen Sie damit verschließbare (dunkle) Gläser, Keramikgefäße oder Baumwollsäckchen. Sie sollten die Gefäße unbedingt beschriften, denn getrocknete und zerkleinerte Pflanzen sind nur schwer zu unterscheiden.

Der eigene Heilkräutergarten

Für Menschen, die in städtischen Regionen leben, ist es meist keine sinnvolle Alternative, die Heiltees selber zu sammeln und zu produzieren. Zu mühsam ist die Suche nach geeigneten naturnahen Räumen, zu weit sind die Anfahrtswege – und meist kann auch der nicht unbeträchtliche Zeitaufwand kaum geleistet werden. Wer Heilpflanzen selber sammelt, begreift dies meist als ein gesundes und nützliches »Hobby« – oder lebt in Kleinstädten oder ländlichen Regionen.
Trotzdem bietet sich auch für Großstädter eine sinnvolle Alternative zum gebrauchsfertigen Heiltee aus der Apotheke, dem Gesundheitshaus oder dem Teeladen: Sei es ein eigener Kräutergarten oder wenn man über keinen Garten verfügt, dann ein paar Kräuterkästen

auf dem Balkon. Schon der kleinste Kasten vor dem Küchenfenster gibt wirklich jedem Stadtbewohner die Möglichkeit, ein paar Heilkräuter selbst zu ziehen.

Heilpflanzen für den Garten

Es würde den Rahmen dieses Ratgebers bei weitem sprengen, wenn hier detailliert über Heilpflanzengärten geschrieben würde. Dafür gibt es zahlreiche andere Bücher und Ratgeber. Wenn Sie Interesse haben, finden Sie auf Seite 22 eine Liste mit Heilpflanzen, die im vorliegenden Buch immer wieder vorkommen und die Sie problemlos im eigenen Garten anbauen können.

Heilpflanzen für den Balkon

Wer »nur« über einen Balkon oder einen Kasten vor dem Fenster verfügt, auch der kann sich einige Heilkräuter selbst anbauen. Hier kommen vor allem Pflanzen von Seite 22 unten in Betracht.
Natürlich gehen hier die Heilkräuter und die Küchenkräuter ineinander über. Aber wer sagt denn, dass leckere Küchenkräuter sich nicht zum Tee eignen? Schließlich müssen Heiltees ja nicht schrecklich nach Medizin schmecken.

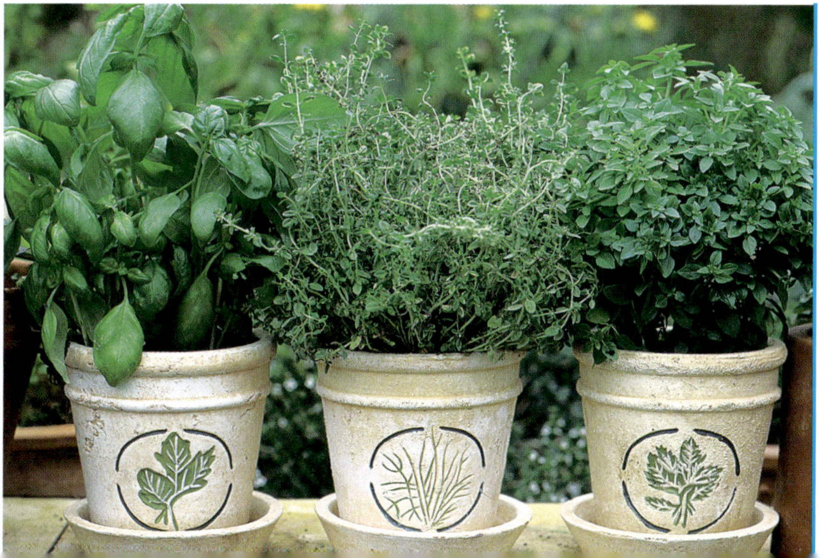

Selbst auf einem kleinen Balkon oder gar am Fensterbrett können Sie ein paar Heilpflanzen ziehen – für die Küche oder Heiltees.

Heilpflanzen für den eigenen Garten

Arnika[1)]	Baldrian	Bärlauch[2)]	Basilikum[3)]
Beifuß	Bibernelle (Pimpernell)	Blutwurz	Bohnenkraut
Borretsch	Brennnessel	Brombeeren	Dill (einjährig)
Efeu	Ehrenpreis	Eibisch	Erika
Estragon	Fenchel	Frauenmantel	Gänseblümchen
Gänsefingerkraut	Giersch	Goldrute	Hagebutten
Hauhechel	Heidekraut	Heidelbeeren	Himbeeren
Holunder	Huflattich	Johanniskraut	Kamille
Kapuzinerkresse	Kerbel	Knoblauch	Kresse
Kümmel	Lavendel	Liebstöckel	Linde
Löwenzahn	Lungenkraut	Mädesüß	Malve
Melisse	Odermennig	Oregano	Petersilie
Pfefferminze	Ringelblume	Schafgarbe	Schlehdorn
Schlüsselblume	Schöllkraut	Sonnenblume	Spitzwegerich
Stiefmütterchen	Tausendgüldenkraut	Thymian	Wacholder
Waldmeister	Wegwarte	Zwiebel	

1) ideal auf feuchtem Moorboden
2) wilder Knoblauch
3) nicht winterhart!

Heilpflanzen für den Balkon

Basilikum[1)]	Bohnenkraut	Dill	Gänseblümchen
Huflattich	Kamille	Liebstöckel	Löwenzahn
Melisse	Petersilie	Ringelblumen	Schafgarbe

1) kälteempfindlich!

Heilkräuter auf dem Balkon und im Blumenkasten

Wer Heilkräuter auf dem Balkon oder in einem Blumenkasten am Fenster ziehen will, der sollte bei der Auswahl etwas aufpassen: Nicht alle Pflanzen gedeihen an jedem Standort.

Topfkräuter brauchen mehr Pflege als im Freiland, denn sie trocknen bei warmer Witterung sehr schnell aus. Zusätzlich werden die Pflanzen von viel Wind strapaziert. Im Prinzip können aber viele Pflanzen erfolgreich im Topf gezogen werden. Und noch einen Vorteil haben Topfpflanzen: Sie sind sicher vor Schnecken und anderen Schädlingen. Nur Mut also!

Bei der richtigen Wahl der Erde sollten Sie schon wissen, was Sie pflanzen wollen. Meist ist Gartenerde eine gute Wahl, da sie schwerer als torfige Blumenerde ist und das Wasser besser speichert. Wer allerdings Brennnessel, Huflattich oder Spitzwegerich anbauen möchte, sollte einen recht kalkhaltigen Boden bieten.

In normaler Gartenerde wachsen gut: Stiefmütterchen, Liebstöckel. Fenchel oder Gänseblümchen.

Auch im Topf sind Pflanzen nicht sicher vor Spinnmilben, Blattläusen oder anderen lästigen Mitbewohnern. Greifen Sie bei der Schädlingsbekämpfung zu biologischen Mitteln.

Praktische Tipps

Achten Sie bei der Kombination der Heilpflanzen auf deren Bedürfnisse: Pflanzen, die feuchten (Moor-)Boden lieben wie beispielsweise Arnika darf nicht mit trocken-robusten Kräutern (Hagebutten) kombiniert werden. Am besten beschränken Sie sich auf eine Pflanze pro Topf. Höchstens kann man eine kriechende Pflanze (z. B. Thymian oder Rosmarin) mit einem hohen Kraut (Schafgarbe) kombinieren.

Samen von Wildkräutern erhalten Sie bei spezialisierten Pflanzenhandlungen oder auch in Garten-Centern. Oder Sie graben einfach eine Pflanze aus der Natur oder einem Garten aus und probieren mal Ihr Glück. Achten Sie besonders auf die Temperatur: Topfpflanzen sind sehr kälteanfällig!

Die Mischung und Zubereitung von Heiltees bietet vielfältige Gestaltungsmöglichkeiten: Einzeltee oder Teemischung, Zubereitungsart und Zubehör – finden Sie Ihre ganz individuellen Vorlieben heraus.

Teezubereitung

Die anregende Vielfalt von Tee

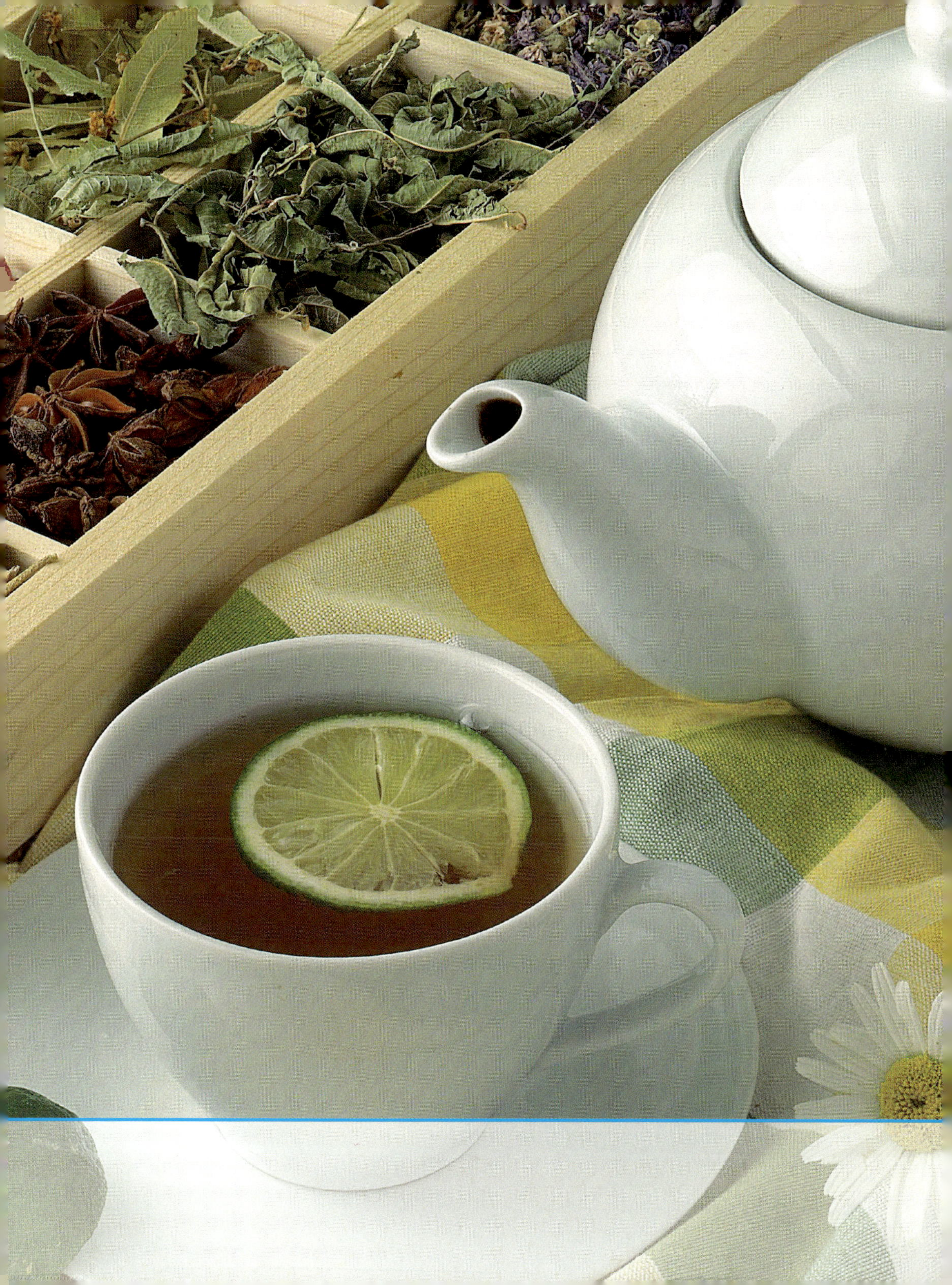

Komposition gesunder Heiltees

Möglichkeiten der Zubereitung

Heiltees trinken Sie am besten ungesüßt, vor allem raffinierter Zucker hat in diesem Getränk nichts zu suchen. Bei einigen Tees z. B. gegen Husten, kann der Zusatz von Honig die Wirkung verbessern. Allerdings sollte dieser erst hinzugefügt werden, wenn die Teetemperatur auf unter 40 Grad Celsius gesunken ist. Denn sonst verliert der Honig seine Heilwirkung.

Die Zubereitung von Heiltees ist so vielfältig wie die ganze Natur:

- Einzeltee oder Teemischung?
- Zubereitungsart: Heißaufguss (»Infus«), Abkochung (»Dekokt«) oder Kaltauszug (»Mazeration«)?
- Art der Anwendung: Getränk, Inhalation, Lösung, Umschläge, Bäder?
- Teegeschirr: Sieb, Tee-Ei oder Teezange?

In diesem Kapitel erfahren Sie alles über diese Möglichkeiten. Dazu lesen Sie über die verschiedenen Bezugsquellen, über Formen der Teeaufbewahrung und – natürlich – alle Informationen über die Mengen, Zeitangaben zum Ziehen sowie Tipps für den Alltag.

Einzeltee oder Teemischung?

Beide Formen haben ihre Berechtigung, sowohl der Einzeltee als auch die Teemischung. Bei einer Erkältung ist der klassische Lindenblütentee angezeigt. Hier ist der Einzeltee die ideale Lösung. Er bietet den richtigen und alleine ausreichenden Wirkstoff. Außerdem ist der Einzeltee geschmacklich attraktiv, d. h. er bedarf keiner »Verbesserungen« und Ergänzungen mehr.

Manchmal ist es aber sinnvoll, die Wirkungen eines Heiltees mit anderen Heilpflanzen zu kombinieren, sei es um Nebenwirkungen abzuschwächen, sei es um den Geschmack – vor allem bei Tees mit vielen Bitterstoffen – zu verbessern.

Richtige Teemischungen zu erstellen ist eine wahre Kunst, die langjährige Erfahrung fordert. Es gibt aber zahlreiche erprobte Mischungen, die Sie entweder fertig kaufen oder ganz leicht selbst mischen können.

Vier Elemente einer Teemischung

Eine Teemischung enthält im Regelfall folgende vier Elemente:

- Die zentrale Heilpflanze *(Remedium cardinale)*: Sie bietet den zentralen Wirkstoff gegen die Erkrankung.
- Unterstützender Wirkstoff *(Adjuvans)*: Diese Pflanze unterstützt, modifiziert oder ergänzt die Wirkung der zentralen Heilpflanze.
- Modifizierender Wirkstoff *(Korrigens)*: Diese zusätzliche Pflanze verbessert vor allem den Geschmack der bisherigen Mischung.
- Füllmittel *(Konstituens)*: Auch das Füllmittel dient hauptsächlich dazu, den Tee optisch und geschmacklich aufzupeppen.

Zubereitungsarten

Die Wahl der geeigneten Zubereitungsart wird bestimmt von der Frage, welche(r) Wirkstoff(e) der Heilpflanze entzogen werden soll. Die drei Zubereitungsarten unterscheiden sich vor allem durch die Temperatur. Die wichtigsten Zubereitungsarten sind:

- Aufguss *(Infusion, Infus)*, z. B. für Blüten und Blätter
- Abkochung *(Decoctum, Dekokt)*, z. B. für Wurzeln
- Kaltauszug *(Mazeration, Mazerat)*

Nicht jeden Heiltee darf man mit kochendem Wasser aufgießen. Achten Sie auf die genaue Zubereitungsart im Rezeptteil. Manche Wirkstoffe werden durch zu hohe Temperaturen zerstört (z. B. Vitamin C bei über 70 Grad Celsius) und Ihr Heiltee verliert an Wirkung.

Aufguss

Der Aufguss *(Infusion oder Infus)* ist die am häufigsten eingesetzte Art der Teezubereitung. Man übergießt die getrockneten Heilkräuter mit kochend heißem Wasser und lässt sie etwa fünf bis zehn Minuten zugedeckt ziehen. Dann entfernt man die Teeblätter, indem man in entweder abseiht (durch ein Sieb gießt) oder das verwendete Teesieb oder Tee-Ei herausnimmt.

Bitte beachten Sie: Das Wasser soll kochend heiß sein, aber nicht mehr sprudeln. Dadurch werden die Heilstoffe aus den Pflanzen herausgelöst, die ätherischen Öle aber nicht zerstört. Bei ganz empfindlichen Pflanzenbestandteilen (z. B. Stiefmütterchenblüten) sollte das Wasser deutlich weniger heiß sein (so genannter Lau-Aufguss). Hier sollte der aufgegossene Tee mindestens eine halbe Stunde lang ziehen.

Abkochung

Pflanzliche Wirkstoffe löst man auf drei verschiedene Arten aus ihrem Zellverband: durch herkömmlichen Aufguss, durch eine längere Abkochung oder durch Ansetzen in einem Kaltauszug.

Die Abkochung *(Decoctum, Dekokt)* eignet sich für härtere Heilpflanzen, für Rinden oder Wurzeln (z. B. Blutwurz, Bibernellwurz). Hier bedarf es einer höheren Temperatur, um die Heilstoffe herauszuziehen. Legen Sie die Heildrogen (Wurzeln, Kerne, Rinden etc.) in einen halben Liter kaltes Wasser und bringen Sie es zugedeckt zum Kochen. Ab und zu umrühren. Mindestens drei Minuten kochen lassen, besser sind 20 Minuten. Achten Sie auf die Zeiten, die bei den Teerezepten angegeben sind.

Durch diese längere Kochzeit werden vor allem die schwerer löslichen Gerb- und Bitterstoffe aus den Pflanzenzellen extrahiert. Ist die Kochzeit beendet, lassen Sie den Tee noch einige Minuten abkühlen und seihen ihn dann ab.

Kaltauszug

Der Kaltauszug *(Mazeration, Mazerat)* eignet sich, wenn man die Schleimstoffe und ätherischen Öle für den Heiltee erhalten möchte, z. B. bei Leinsamen, Faulbaumrinde und Leberblümchenkraut. Hierbei setzt man die Kräuter mit kaltem Wasser an und lässt sie sechs bis zwölf Stunden stehen. Dann abseihen.

Durch die lange Zeit, die die Kräuter im Wasser liegen, können sich Keime entwickeln. Wer hier Bedenken hat, kann abgekochtes Wasser verwenden oder den Kaltauszug nach dem Abseihen ganz kurz erhitzen (z. B. in der Mikrowelle).

Teegeschirr

Hier können Sie ganz nach Lust und Laune verfahren: Es spielt kaum eine Rolle, mit welchem Teegeschirr Sie die Heiltees zubereiten und servieren. Manche schwören auf Teeschalen aus Ton, andere bevorzugen fernöstliche Teetassen. Ob Porzellan, Ton oder Glas – nehmen Sie, was Ihnen Spaß macht. Gleiches gilt für die Teekanne: Sie sollte jedoch einen Deckel besitzen.

Nicht ganz so frei ist die Wahl des Teeträgers. Hier stehen das klassische Teesieb, das Tee-Ei (nur Edelstahl verwenden!), die Teezange oder Filtertüten mit Träger zur Auswahl. Anders als beim schwarzen Tee brauchen Sie bei Heiltees meist größere Teemengen für eine Tasse oder eine Kanne. Daher scheidet das Tee-Ei meist schon aus, fasst es doch nur recht kleine Teemengen. Ebenso die Teezange: Sie fasst meist nur einen Teelöffel voll.

Teesieb oder Filtertüten?

Teesiebe gibt es in verschiedenen Qualitäten: Sei es ein Sieb aus Edelstahl, aus geflochtenem Naturstoff, aus synthetischen Materialien oder ein Stoffsieb. Entscheidend ist bei allen Sieben, dass sie auch in kochend heißem Wasser keinerlei Stoffe, Farben oder Chemikalien von sich geben. Daher scheiden Siebe aus Geflechten (Bast oder Rindenteilen) meist aus. Zusätzlich sind sie schwer zu reinigen und daher ein idealer Ort, um Keime zu züchten. Bei allen Sieben aus synthetischen Materialen kann man sich nie ganz sicher sein, wie der Kunststoff chemisch reagiert. Kommen doch gerade bei Heiltees eine Vielzahl chemisch wirksamer Substanzen mit dem Plastikmaterial in Kontakt. Edelstahlsiebe erweisen sich meist als die beste Alternative: Sie sind chemisch völlig stabil, geben keinerlei Substanzen ab und sind in jeder Spülmaschine ganz einfach zu reinigen.

Es empfiehlt sich für Heilkräutertees ein eigenes Teegeschirr zu benutzen, das ausschließlich diesem Zweck vorbehalten ist.

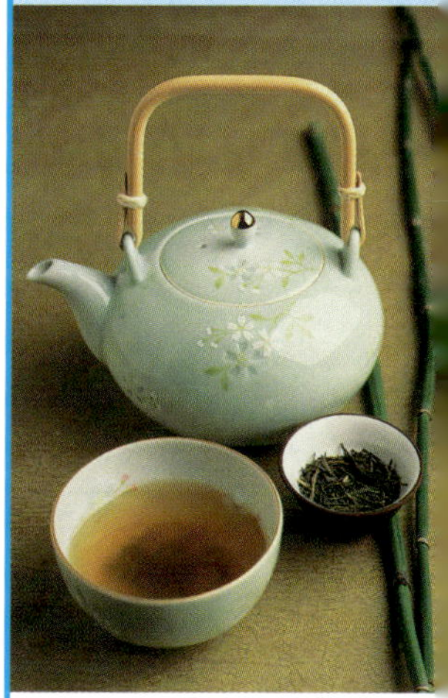

Mit einem stilvollen Teegeschirr macht eine Teepause gleich viel mehr Spaß.

Bei den kleinen praktischen Filtertütchen sind die Zeiten der ideologischen Auseinandersetzung längst vorbei: Früher stritt man über die Verwendung gebleichter (weißer) oder ungebleichter (brauner) Filtertüten. Chemisch gesehen sind diese Filtertüten völlig unproblematisch. Sie bestehen aus reiner Zellulose und geben keine Fremdsubstanzen ab. Ihr großer Vorteil ist, dass man die Teesubstanzen ohne Abseihen rasch und einfach entfernen kann. Ihr Nachteil: Man braucht entweder einen speziellen Träger, damit die Filtertüte nicht in die Kanne fällt, oder man befestigt die Tüte mit einem Faden an der Kanne. Meist eine recht unsichere Konstruktion.

Die »richtige« Teekanne

Bei Tonwaren, egal ob glasiert oder unglasiert, muss sichergestellt sein, dass sie frei von Blei und Cadmium sind, sonst gehen diese Giftstoffe in den gesunden Heiltee über – und das will keiner. Tonwaren aus anerkannten und regelmäßig kontrollierten Töpfereien können unbedenklich eingesetzt werden.

Wer seinen Tee direkt in die Teekanne streut, der braucht dann eine weitere Kanne, um abseihen zu können. Natürlich kann man auch einen beliebigen Topf zum Aufbrühen des Tees verwenden. Finden Sie Ihre Vorlieben heraus. Bei vielen Teeliebhabern hat sich inzwischen ein bestimmtes Teekannen-Modell (z. B. von Bodum) durchgesetzt. Die halbkugelförmige Teekanne aus Glas wird von einem dünnern Stahlträger gehalten. Das ebenfalls halbkugelförmige Edelstahlsieb füllt die gesamte Kanne und lässt den Tee ideal frei im heißen Wasser treiben. Mit einem Griff kann man das Sieb entfernen und leeren. Mit einem Edelstahldeckel ist die Kanne verschließbar. Selbstverständlich sind alle Teile spülmaschinenfest.

Letztendlich ist aber Ihr ganz individueller Geschmack entscheidend, welche Teekanne für Sie die richtige ist – sei es das romantische Blümchenmodell, die Tonkanne oder das Designerstück. Achten Sie aber bei allen Kannen auf die Möglichkeit, jede Kanne hygienisch korrekt reinigen zu können. Ein schwarzer Belag auf der Innenseite der Kanne ist kein Zeichen gesunder Heiltees, sondern schlicht eine schlecht gereinigte Kanne.

Angaben zu den Teerezepten

Alle Rezepte in diesem Kursbuch beziehen sich auf folgende Mengenangaben:

- Eine Tasse Tee entspricht 150 Milliliter Wasser (nicht 250 Milliliter gleich ein Viertelliter wie in vielen anderen Heilteebüchern). Ein Liter Wasser entspricht daher 6,6 Tassen, ein halber Liter 3,3 Tassen.
- Bei vielen Rezepten finden Sie die Angabe »1 bis 2 Teelöffel«: Das entspricht in etwa genau der Menge, die ein Erwachsener mit drei Fingern fassen kann. Das ist die Maßeinheit vieler historischer Heilteerezepte.
- Werden bei den Teerezepten nur die einzelnen Heilkräuter ohne exakte Mengenangaben genannt, dann sollten die Bestandteile **zu gleichen Anteilen** gemischt werden. Meist nimmt man von jeder Zutat **einen Teelöffel**.
- Heiltees für Magen-Darm-Probleme sollten überhaupt nicht gesüßt werden. Andere Heiltees können gesüßt werden. Wenn Sie ein Liebhaber solch süßer Tees sind, dann bitte nicht mit Zucker, sondern nur mit wenig Honig süßen.
- Heiltees sollten auf keinen Fall zum Dauergetränk werden! Normalerweise sind zwei bis drei Tassen pro Tag ausreichend. Keinesfalls sollten Sie die Menge von sechs Tassen (etwa ein Liter) pro Tag überschreiten.
- Ein Teelöffel (TL) Heilkräuter entspricht etwa 1,5 Gramm.
- Ein Esslöffel (EL) getrockneter Wurzeln entspricht etwa sechs Gramm.
- Ein Esslöffel (EL) getrockneter Blüten oder Blätter entspricht etwa drei bis fünf Gramm.
- Die Zeitangaben, wie lange ein Heiltee ziehen muss, sollten in etwa beachtet werden, müssen aber nicht auf die Sekunde genau befolgt werden. Zu langes Ziehen schadet eher.

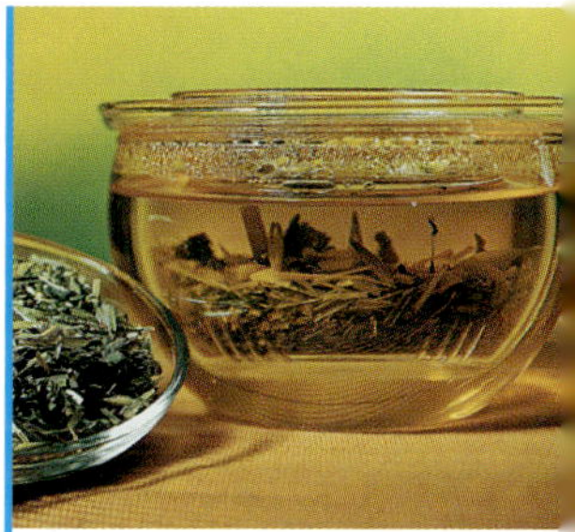

Wichtig ist, dass der Tee genügend Platz zum Ziehen hat, nur dann entfalten sich alle Wirk- und Duftstoffe optimal.

Bezugsquellen

Heutzutage haben Sie eine breite Auswahl an möglichen Bezugsquellen für Heiltees:

- Apotheken
- Reformhäuser
- Teeläden
- Jahr- und Bauernmärkte
- Naturkostläden
- Bioläden
- Supermärkte

Worauf Sie beim Kauf achten sollten

Gerade bei Tee ist es besonders wichtig auf die Qualität zu achten, denn die Zubereitungsarten sind darauf ausgerichtet, alle Stoffe aus den Teebestandteilen zu lösen – und das trifft dann leider auch auf schädliche Stoffe zu.

Es ist offensichtlich, dass erhebliche Preisunterschiede zwischen Anbietern wie Apotheken oder Supermärkten bestehen. Bitte beachten Sie jedoch, dass damit oft erhebliche Qualitätsunterschiede einhergehen. Eine halbwegs glaubwürdige Pestizidkontrolle erhalten Sie beispielsweise in Apotheken und Naturkostläden, nicht jedoch in manchen Teeläden oder bei Discountern. Dabei spielt es sehr wohl eine Rolle, ob die Heiltees aus unbelasteten Regionen kommen. Weiterhin gibt es bereits Heiltees aus biologisch-dynamischem Anbau. Hier können Sie sichergehen, dass Sie ein Optimum an Gesundheit bekommen.

Teeläden verkaufen vor allem eine Vielzahl von schwarzem und grünem Tee. Heiltees kommen hier zwar auch vor, spielen aber nicht die »erste Geige« in solchen Geschäften. Daneben gibt es in Teeläden häufig Tees mit Fantasienamen – und häufig mit viel synthetischem Geschmack. Achten Sie bei Heiltees aus dem Teeladen besonders auf die Inhaltsstoffe und die Herkunft.

Regionale Produkte von Bauernmärkten

Die kürzesten Vertriebswege haben Heiltees oft auf Bauern- oder Jahrmärkten. Hier treffen Sie auf die Landwirte der Region, die Ihnen getrocknete Heiltees in vielfältigen Sorten anbieten. Naturgemäß haben diese Heiltees die beste Heilwirkung, sind sie doch nicht sehr lange gelagert worden.

Eine Frage des Geschmacks

Jedes Wasser schmeckt anders: Manche Teetrinker verwenden nur natürliche Mineralwasser (z. B. aus Vulkangestein), andere schwören auf gefilteres Wasser. Aber Filter müssen gut gepflegt werden, sonst verkeimen sie. Durch den Einsatz von Filtern kann man den Wassergeschmack verändern. Hier ist Ihr individueller Geschmack gefragt: Schmeckt Ihnen der Heiltee mit ungefiltertem Wasser gut, dann brauchen Sie auch keinen Wasserfilter. Mit einem Löffel Honig kann man manchen bitteren Heiltee buchstäblich versüßen.

Über die Qualität des Trinkwassers wacht das Umweltbundesamt. Dieses hat in der DIN 2000 Richtlinien für ein gesundes Trinkwasser festgelegt.

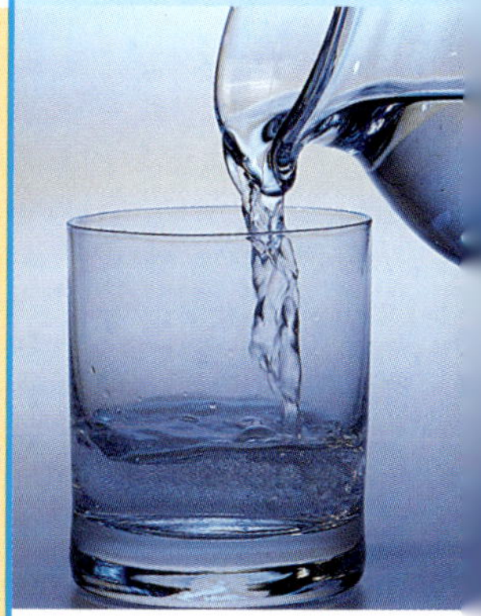

128 Liter Trinkwasser verwendet der Bundesbürger im Durchschnitt pro Tag. Doch nur fünf Liter gehen in die Nahrung.

Special: Wasserfilter

Immer wieder hört man die Frage: »Brauche ich für die Heiltees auch so einen Wasserfilter?« Die Antwort ist abhängig von der Wasserqualität an Ihrem Wohnort. Wenn Sie im bayerischen Voralpenland oder im Allgäu wohnen, dann kommt Ihr Trinkwasser direkt aus den Bergen – frisch und rein wie Quellwasser. Jedoch enthält dieses Bergwasser meist sehr viel Kalk: Wasserfilter halten einen Großteil des gelösten Kalks zurück. Das gefilterte Wasser ist weicher als direkt aus dem Wasserhahn.

Viele großstädtische Regionen beziehen ihr Wasser aus einem Mix aus Grundwasser, aufbereitetem Flusswasser oder anderen Oberflächengewässern. Dieses Wasser ist in der Regel weicher als Gebirgswasser, d. h. es enthält weniger Kalk. Ein Wasserfilter ist hier nur bedingt hilfreich, denn er filtert wenig bis nichts heraus. Gesundheitlich ist das Trinkwasser in jedem Ort völlig unbedenklich. Unter diesem Aspekt braucht man überhaupt keine Wasserfilter.

Leben in der Balance – das nennen die Japaner »Tee in sich haben«. Tee wirkt nicht nur beim Genuss, schon die Zubereitung hilft Ihnen, wieder Ihre innere Balance zu finden.

Teezeremonien

Die innere Ruhe finden

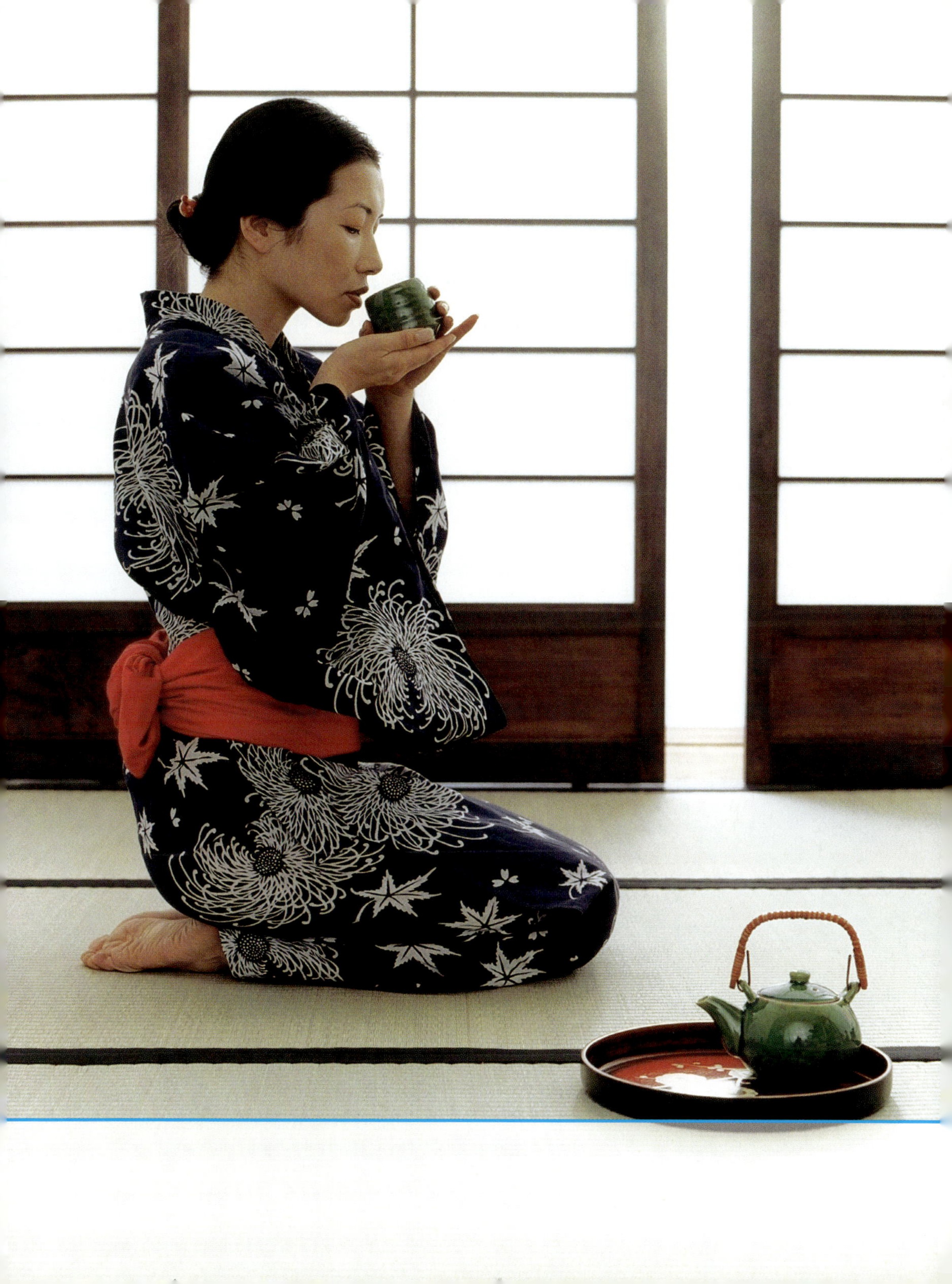

Körper und Seele in Harmonie

Tees zur Entspannung

Tee ist keine Tablette, die man mal eben so »einwirft«. Tee ist auch kein Energy Drink, der sofort nach der Einnahme wirkt. Für Tee sollten Sie sich Zeit nehmen. Genug Zeit, damit Ihr innerer Rhythmus wieder langsamer wird und Sie wieder zur Ruhe finden.

Je hektischer das so genannte »moderne Leben« wird, je höher die Anforderungen steigen, desto mehr brauchen Sie erholsame Teepausen, um wieder innere Kraft schöpfen zu können.

Umgang mit der Zeit

Tee muss ziehen, damit die Wirkstoffe von der Pflanze ins Wasser übergehen. Diese Zeit können Sie nutzen, um zur Ruhe zu kommen und ein wenig Abstand von der Hektik des Alltags zu gewinnen.

Die Menschen in der westlichen Welt haben sich einen sehr hektischen Umgang mit der Zeit angewöhnt: Was früher Stunden waren, schrumpfte zu Minuten, wenn nicht gar zu Sekunden. Früher vereinbarte man als Zeitpunkt beispielsweise Montagmorgen. Diese Zeit definierte sich durch den Tag und den Sonnenstand – morgens nach Sonnenaufgang. Schon in der Zeit der Industrialisierung im 19. Jahrhundert wurde aus dieser Zeit beispielsweise Montag acht Uhr. Verstärkt durch immer größeren Verkehr, zuerst mit der Eisenbahn, dann mit dem Auto, wurde aus dieser Zeit (beispielsweise) 8:05 Uhr. Heute regen sich viele Menschen auf, wenn ihre S-Bahn nicht sekundengenau in die Station einrollt.

Man erkennt diese Entwicklung sehr klar an den Uhren der jeweiligen Epochen: Der Weg führt von der Sonnenuhr (nur Stundenangabe) über die Kirchenuhr (zwei Zeiger für Stunden und Minuten) bis zur Digitaluhr mit Sekunden- und Zehntelsekundenangabe. Die Zeitangaben auf den Uhren wurden immer genauer – das Leben der Menschen immer hektischer.

Yin und Yang

Niemand sollte nun denken, dass die Menschen in asiatischen Ländern ruhig und besinnlich dahinleben. Wer einmal eine chinesische oder japanische Metropole besucht hat, weiß um deren – im Vergleich zu Europa wesentlich – augenscheinlicheren Stress und Lärm. Was die asiatischen Menschen jedoch besser beherrschen als die Europäer, ist der bewusste Umgang mit beiden Elementen: Stress und Ruhe, Anspannung und Entspannung. Die beiden Prinzipien der chinesischen Philosophie Yin und Yang versinnbildlichen diesen Gegensatz.

Yin – das Prinzip Erde – und Yang – das Prinzip Himmel – sind zwei Begriffe aus der chinesischen Naturphilosophie. Es wird zuerst im I Ging, dem Buch der Wandlungen erwähnt, das auf etwa 700 bis 1000 v. Chr. datiert wird. Der Übergang zwischen Yin und Yang ist fließend – das eine bedingt das andere.

Die Zeremonie des Ch'a Shu

Das Handbuch Ch'a Shu aus den Ming-Dynastie (14.–17. Jahrhundert) beschreibt folgende Zeremonie bei der Zubereitung von grünem Tee:

- Wasser zum Kochen bringen und in eine Kanne füllen.
- Teeblätter hinzufügen und Deckel der Kanne schließen.
- »Dann wartet man so lange, wie es dauert, dreimal ein- und auszuatmen, ehe man den Tee in die Tassen gießt.«
- Sodann wird der Tee aus den Tassen wieder in die Kanne zurückgegossen.
- Nach weiteren drei Atemzügen wird der Tee erneut in die Tassen gefüllt und schließlich getrunken.

Was wir hiervon lernen können, ist die Muße, mit der der Tee zubereitet wird.

Ähnliche Erfahrungen kann man auch in Japan machen. Dort folgt das Matcha-Ritual ähnlichen Zeitrhythmen und auch im Buddhismus spielen Zeit und Ruhe die beiden Hauptrollen bei der Zubereitung von Tee; philosophische Ansätze und gesundheitliche Aspekte nehmen eine wahrlich kongeniale Übereinstimmung an – entsprechend dem ganzheitlichen Menschenbild.

Der Atem als Zeitmaß

In unserer westlichen Welt gilt die Uhr als das einzige Zeitmaß: Stunden, Minuten und Sekunden. Im Buddhismus und der asiatischen Welt richten sich Menschen – gerade beim Teegenuss – lieber nach dem Atem. Ein Erwachsener atmet etwa 16-mal pro Minute. Nehmen Sie Ihren eigenen Atemrhythmus als Maß, wie lange Sie den Tee ziehen lassen:

- Gönnen Sie sich die Ruhe, den Blättern im Tee zuzusehen, wie sie zuerst wirbeln, dann langsam nach unten sinken und sich schließlich am Boden sammeln.
- Kommen Sie zur Ruhe und achten Sie *nicht* auf die Uhr.
- Je ruhiger und ausgeglichener Sie werden, umso langsamer geht Ihr Atemrhythmus.
- Finden Sie Ihre eigene Zeit, wie lange Sie den Tee beobachten.

»Abwarten und Tee trinken«

Gönnen Sie sich eine Tasse Tee, bevor Sie eine wichtige Entscheidung treffen. Schaffen Sie sich Ihre eigene Teezeremonie, z. B. mit schöner Musik, gedämpftem Licht und am geeigneten »Rückzugsort«.

In dieser Redensart steckt mehr als nur ein Körnchen Wahrheit. Ruhe und Entspannung sind wichtige Voraussetzungen für Reflexion – und damit neue Lebensansätze. Wenn Sie ein Problem nicht sofort lösen können, machen Sie sich einen Tee. Finden Sie Ihren Ruhepunkt und lassen Sie los. Schalten Sie äußere Störungen so weit wie möglich aus. So können Sie einen frischen Ansatzpunkt und eine alternative Sichtweise gewinnen. Aus dieser anderen Perspektive kommen Ihnen neue Lösungen in den Sinn.

Ganzheitliche Teezeremonien

Tee ist weitaus mehr als nur ein Getränk. Tee kann eine Haltung zur Welt sein. Teegenuss ist weitaus mehr als nur Flüssigkeitszufuhr. Genießen Sie mit allen Sinnen und machen Sie aus Ihrem Tee eine ganzheitliche Erfahrung. Folgende Aspekte können dabei hilfreich sein:

▸ **Musik:** Wählen Sie Ihre Lieblingsmusik für Ihre individuelle Teezeremonie. Idealerweise sollte es eine ruhige bzw. beruhigende Musik sein, beispielsweise Bach, Händel, Mozart oder Minimal Music von Philipp Glass. Aber das sind natürlich nur Vorschläge – Ihr individueller Geschmack entscheidet hier.

▸ **Atmung:** Lernen Sie bewusst atmen. Atmen Sie langsam und tief durch die Nase ein und aus. Fühlen Sie, wie sich Ihr Zwerchfell anspannt und entspannt, wie sich Ihre Bauchdecke langsam bewegt. Fühlen Sie dem Weg des Luftstroms hinterher, verbinden Sie sich mit dem abfließenden Atem. Lassen Sie sich von Ihrem Atem durch Ihren Körper führen. (Wer etwas Erfahrung mit Yoga hat, für den sind diese Übungen schon recht vertraut.)

▸ **Rhythmus:** Rhythmus bedeutet weitaus mehr als nur ein zeitliches Muster. Wer »den Tee in sich hat«, der findet seine ganz eigenen Rhythmen, sowohl beim Atmen als auch beim Teegenuss. Nehmen Sie sich Ihre »Zeit für Tee«. Gönnen Sie sich diese meditative Entspannungspause. Krankheiten sind auch ein Zeichen des Körpers, dass der Lebensrhythmus gestört ist. Teegenuss bietet Ihnen die Möglichkeit, Ihren ganz eigenen und gesunden Lebensrhythmus wieder zu entdecken und aufzunehmen. Darüber finden Sie wieder zu sich selbst und in Ihre Mitte.

Altes Menschheitswissen

Menschen trinken schon seit Jahrtausenden Tee. Das Wissen um die Gesundheit von Tee und die Notwendigkeit von Entspannungspausen ging in der westlichen Kaffeewelt leider verloren. Der schnelle starke Espresso gibt Ihnen zwar den raschen Kick, aber er hält nicht lange an. Tee dagegen gibt Ihnen beides: Anregung und Entspannung. Der alte Werbespruch war ganz richtig – und gilt immer noch: »Wer Tee trinkt, vergisst die Hektik der Welt.«

Auch das Plätschern eines Bachs, sanft rauschende Meeresbrandung oder das Zwitschern von Vögeln können den Teegenuss angenehm untermalen und das ersehnte Loslassen bewirken. Falls Sie das in der Natur erleben können, umso besser, ansonsten gibt es derartige Naturgeräusche auch als »Konserve« auf CD.

Heiltees werden von manchen Menschen als »bittere Medizin« verstanden. Das stimmt aber nur zum Teil. Es gibt durchaus Heiltees, die man in Wirklichkeit nur als Genusstees beschreiben kann. Dazu zählen grüner Tee, Rooibostee, Pu-erh-Tee und der seit einiger Zeit sehr beliebte Tulsi-Tee.

Genusstees

Aromatische Verführung

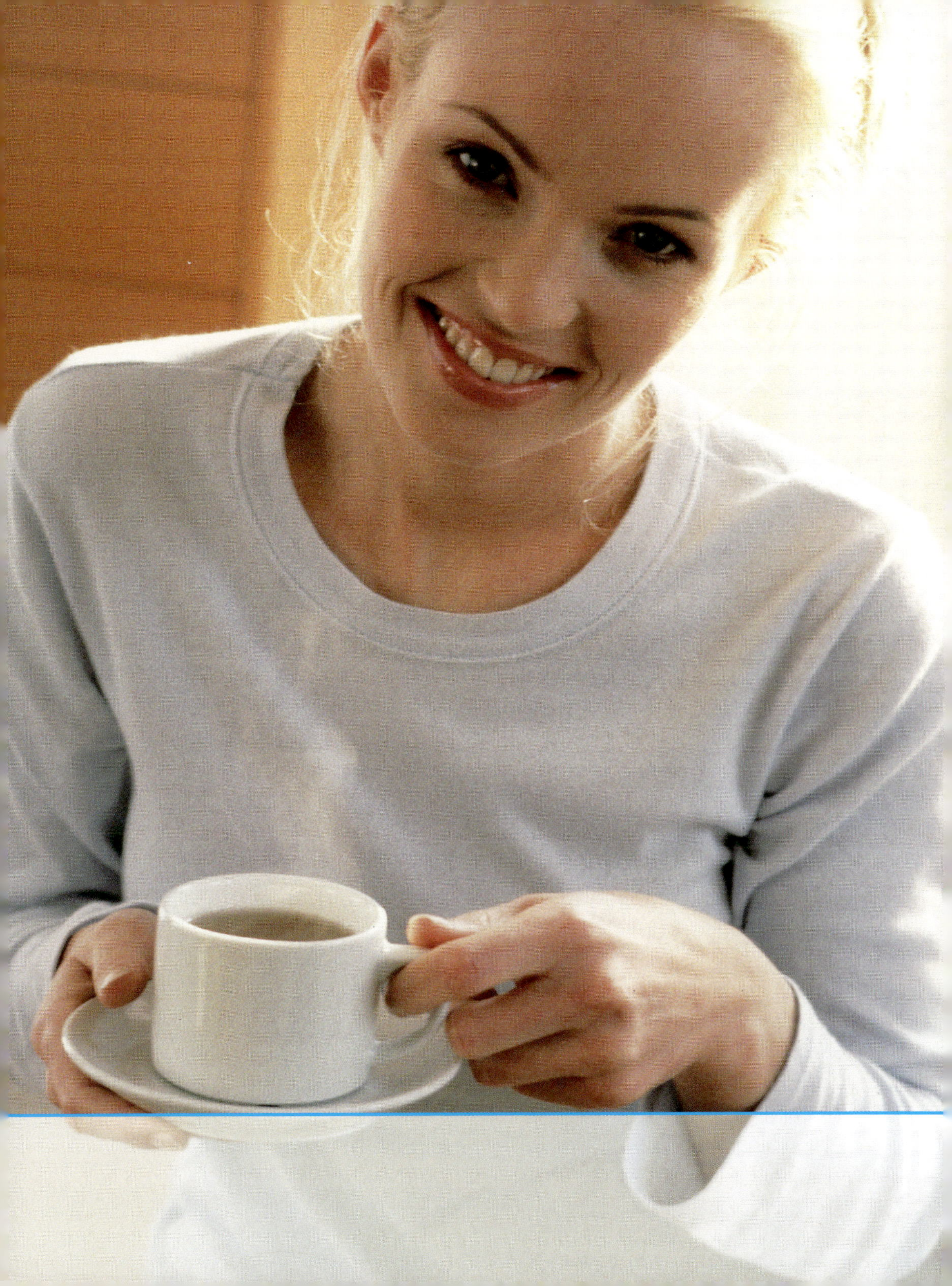

Gesundheit und Wohlbefinden

Grüner Tee

Geschichte

Um die Entdeckung des Tees ranken sich verschiedene Legenden. In einer heißt es, dass der chinesische Kaiser Shen Nung am liebsten heißes Wasser trank. Eines Tages blies ihm der Wind ein paar Blätter in sein brodelndes Wasser, welches sich daraufhin leicht grün färbte. Der Herrscher kostete das Getränke und es belebte und erfrischte ihn.

In China wird der Teestrauch seit über 5000 Jahren angebaut. Ob die Teepflanze chinesischen oder indischen Ursprungs ist, darüber streiten sich die Experten. Wild wachsende Teesträucher gibt es in der südchinesischen Provinz Yunnan und im indischen Assam. Klar ist nur, dass die Tee-Kultivierung mit der Pflanze *Camellia assamica* begann.

In China war Tee zunächst nur als naturbelassene Medizin verbreitet, also als grüner Tee. Zu schwarzem Tee werden Teeblätter erst durch die Fermentation, einen Gärungsvorgang, bei dem schwarzer Tee sein Aroma und seine Farbe bekommt. Wenn die Teeblätter vom Strauch gepflückt werden, reagieren austretende Zellsäfte mit der Luft, sie fermentieren. In China verhindert man die Fermentierung durch Rösten der Blätter, in Japan durch heißen Wasserdampf.

Die lange Tradition des schwarzen Tees in Mitteleuropa erklärt sich über die britische Kolonialgeschichte: In England ist schwarzer Tee seit dem 17. Jahrhundert sehr beliebt, sein Hauptanbaugebiet war die damalige Kolonie Indien. In China und Japan war man hauptsächlich auf die Herstellung von grünem Tee ausgerichtet. In Deutschland avancierte grüner Tee in den 1990er-Jahren zum Modegetränk; sein Verbrauch stieg gegenüber den 1980er-Jahren um fast 200 Prozent.

Herkunftsgebiete und Sorten

80 Prozent aller grünen Tees in Europa stammen aus China und Taiwan. Es gibt über 1000 Sorten grünen Tees. Die wichtigsten chinesi-

schen Sorten sind Chun Mee (frisch-herb, sehr beliebt), Jasmintee (mit Jasmin aromatisiert, blumiges Aroma), Gunpowder (herb, enthält viel Koffein) und Jiu Hua Mao Feng (kräftig und leicht süß, eine Spezialität). In Japan sind der liebliche Bancha-Tee und der duftig-süßliche Sencha sehr beliebt. Aus Indien kommen grüner Assam und grüner Darjeeling.

Der Teestrauch hat hohe Ansprüche an seine Umwelt. Er wächst nur dort, wo die Jahresmitteltemperatur über 18 Grad Celsius liegt, wo es sehr viel regnet (über 1600 Liter im Jahr) und wo die Sonne mindestens vier Stunden am Tag scheint. Diese intensive UV-Bestrahlung hält die Teepflanze offenbar aus, weil sie Substanzen besitzt, die sie dagegen schützen. Genau diese Substanzen sind es auch, die grünen Tee für den Menschen so gesund machen.

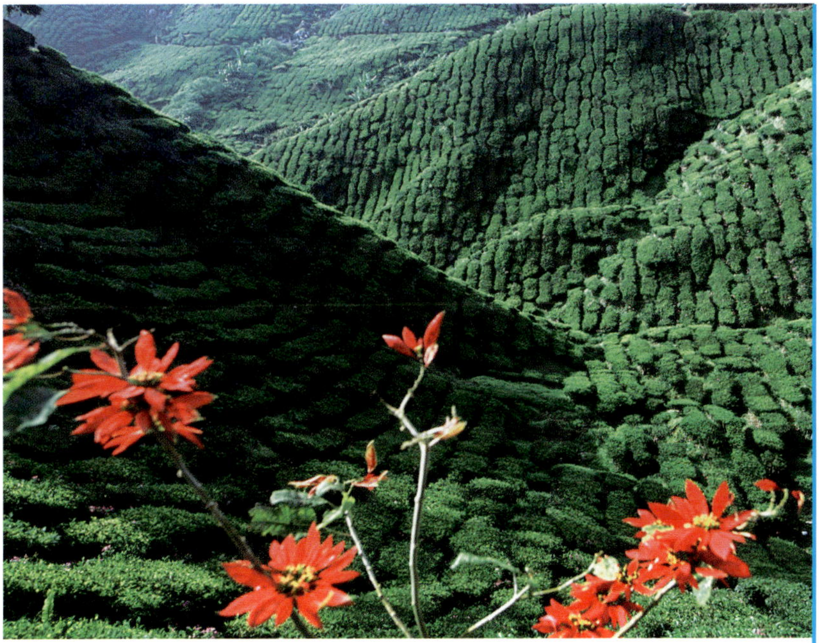

Hier, wo der Tee wächst, vermittelt auch die Natur noch Ruhe und Entspannung. Wenn Sie bei einem Tee entspannen wollen, stellen Sie sich ein idyllisches Stückchen Natur vor. Schließen Sie die Augen, versetzen Sie sich dorthin, riechen und fühlen Sie, wie die Ruhe auf Sie übergeht.

Grüner Tee muss nach der Ernte besonders sorgfältig behandelt werden. Wichtig ist, dass die Blätter nicht brechen, damit kein Zellsaft austritt. Denn sobald der Zellsaft an die Luft kommt, beginnt die Fermentation. Dadurch werden die wertvollen, gesunden Pflanzeninhaltsstoffe chemisch umgewandelt und verlieren ihre Wirkung

Inhaltsstoffe

Grüner Tee wird in keiner Weise chemisch behandelt. Deshalb findet man in ihm alle Wirkstoffe des Teestrauchs. Im Gegensatz zu schwarzem Tee enthält grüner wesentlich mehr Vitamine (B1, B2, C und Folsäure), Karotinoide, Katechine, Theaflavine, Fluor und Aluminium. Eine seiner »Wunderwaffen« ist das Katechin EGCG. Es ist dazu in der Lage, freie Radikale einzufangen, die unter anderem bei Krebs eine große Rolle spielen. Außerdem hilft EGCG bei Arteriosklerose, es senkt den Cholesterinspiegel und bekämpft Viren und Bakterien. Weitere positive Wirkungen von grünem Tee sind beispielsweise verbesserter Blutfluss, Stärkung des Immunsystems, Linderung von Migräne, Abschwächung allergischer Reaktionen und bessere Verdauung.

Zubereitung

Kaufen Sie grünen Tee nur in loser Form; Tee in Teebeuteln schmeckt fast immer weniger aromatisch.

Wählen Sie eine Sorte aus ökologisch kontrolliertem Anbau aus China, Indien oder Japan.

Das Aroma von grünem Tee entfaltet sich am besten, wenn man ihn mit 70 bis 90 Grad heißem Wasser zubereitet. Man sollte kein kochendes Wasser verwenden, sonst werden seine Vitamine zerstört.

Lassen Sie das Wasser am besten kurz aufkochen und dann fünf bis zehn Minuten abkühlen bis sie den Tee aufgießen.

Ziehen sollte grüner Tee etwa zwei bis drei Minuten.

Wenn man grünen Tee als morgendlichen Wachmacher trinkt, sollte man grünen Tee nur etwa 30 Sekunden ziehen lassen, dann ist sein Koffeingehalt am höchsten.

Von grünem Tee kann man in Hinblick auf sein Koffein problemlos bis zu einem Liter am Tag trinken. Wer ihn als Heiltee anwendet, sollte gut einen halben Liter täglich trinken.

Grünen Tee kann man auch öfter aufgießen, dann enthält er weniger Koffein und ist noch magenfreundlicher.

Weitere Anwendungen

Grüner Tee wird vermehrt in Hautpflegeprodukten eingesetzt. Äußerlich angewendet gilt er ebenfalls als Radikalfänger. Er kräftigt, glättet und durchfeuchtet die durch Umweltgifte und UV-Strahlung belasteten oberen Hautschichten und verhindert so frühzeitige Hautalterung. Man findet ihn in Duschbädern, Körperlotionen, Haarshampoos, Seifen und Kosmetika (Lidschatten, Augencreme).

Tipps für Kenner und Liebhaber

Diät: Geeignet ist grüner Tee auch zur Unterstützung einer Diät. Er hemmt die Umwandlung von Mehrfachzuckern zu Einfachzuckern in unserem Körper. Grüner Tee hilft also, den Blutzuckerspiegel konstant zu halten, man empfindet weniger Hunger.

Fußpilz: Außerdem hilft grüner Tee gegen Fußpilz. Dazu sollte man täglich mindestens zehn Minuten ein Fußbad aus vier Esslöffeln grünem Tee und zwei Esslöffeln Salbei nehmen.

Genussrezepte: Natürlich kann man grünen Tee auch einfach nur genießen, etwa als Eistee gemischt mit frischen Pfefferminzblättern, mit Orangensaft und Vanilleeis oder als Weihnachtstee mit Zimt, geriebenen Mandeln und geriebener Orangenschale.

Eis aus grünem Tee: In Japan ist Eis aus grünem Tee sehr beliebt. Man stellt es folgendermaßen her: Rühren Sie zirka sieben Gramm grünes Teepulver (Matcha-Tee) in 500 Milliliter heiße Milch und geben Sie eine Ei-Masse aus acht Eigelb und 250 Gramm Zucker dazu. Anschließend erhitzen Sie diese Masse unter Rühren (ohne sie zu kochen) und fügen nach Abkühlen 100 Milliliter geschlagene Sahne hinzu. Dann füllen sie damit die Eismaschine und lassen das Eis gefrieren.

Japanische Forscher haben herausgefunden, dass grüner Tee zumindest bei Labormäusen einen leistungssteigernden Effekt hat. Er verbessert ihre körperliche Ausdauer. Zehn Wochen lang wurden die Tiere mit einem Extrakt aus grünem Tee gefüttert und waren anschließend 25 Prozent leistungsfähiger als ihre Artgenossen. Nachzulesen ist dies im »American Journal of Physiology«.

Rooibostee

Geschichte

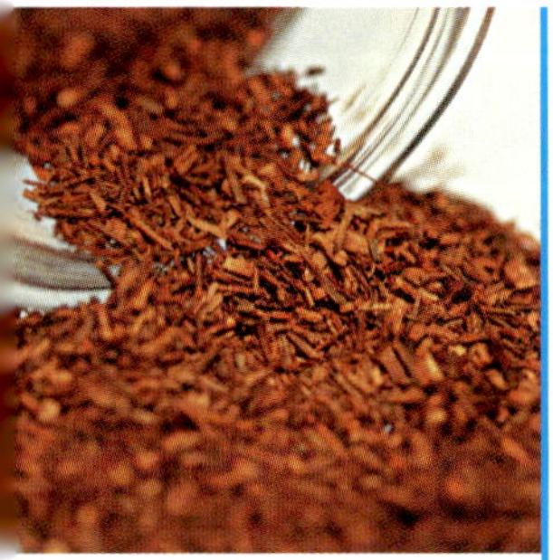

18 Monate muss der Rotbusch werden, bevor es den ersten Ertrag gibt und nur etwa acht bis neun Jahre bringen die Büsche dann ergiebige Ernten der an Rosmarin erinnernden Blätter.

Die Heimat des Rooibostee ist die Kap-Provinz in Südafrika. Es ist leider nicht bekannt, wann man in Südafrika angefangen hat, die Blätter des wild wachsenden Rotbuschstrauchs (»rooibos« ist Afrikaans und heißt »roter Busch«) als Tee zuzubereiten.
Es ist aber erst rund 100 Jahre her, dass ein russischer Einwanderer den Handel mit Rooibostee begann. Er verkaufte ihn in den Straßen Kapstadts, von wo aus der Tee auch bald nach Europa verschifft wurde. Erst in den 1930er-Jahren fing schließlich ein südafrikanischer Arzt damit an, Rotbuschtee auf größeren Flächen zu kultivieren, anzubauen und im großen Maßstab zu verkaufen.

Herkunftsgebiet

Rooibostee wird ausschließlich in Südafrika angebaut, wo er auch Nationalgetränk ist. Auf seine Kultivierung haben sich über 300 Farmer spezialisiert. Ideal sind die klimatischen Bedingungen rund um den Cedarberg (nördlich von Kapstadt) mit gut entwässerten Böden, über 400 Meter Seehöhe und ausreichend Niederschlag.
Der Rotbuschstrauch *(Aspalathus linearis)* ist bis zu 150 Zentimeter hoch. Seine Äste hängen zum Boden herab wie bei Trauerweiden und verzweigen sich in zahllose dünne Ästchen. Rooibosblätter sind nadelartig dünn und maximal fünf Zentimeter lang. Die Zweige werden zur Ernte etwa 30 Zentimeter über dem Boden abgeschnitten, dann häckselt man die Zweige und befeuchtet sie. Anschließend überlässt man die Ernte für maximal 24 Stunden der Fermentation, das heißt der Reaktion mit Sauerstoff. Hierbei bekommt der Rooibostee seine charakteristische rote Farbe und sein fruchtig-süßes Aroma.

Inhaltsstoffe

Rooibostee enthält über 200 nachgewiesene Wirkstoffe, denen bei vielen Krankheiten heilende Wirkung zugeschrieben wird. Vor allem zeichnet er sich durch einen hohen Mineralstoffgehalt aus, weshalb sich Rotbuschtee sehr gut als Sportlerdrink eignet. Er ersetzt ausgeschwitzte Mineralien und muss den schicken isotonischen Getränken dabei in nichts nachstehen. Rooibos enthält viel gut verwertbares Eisen, wodurch er sich auch gut für Menschen mit vermehrtem Eisenbedarf (wie Schwangere, Stillende, Vegetarier) anbietet. Außerdem ist er reich an Fluor (für die Zähne wichtig!), Kupfer (für Haut und Haare!) und an Vitamin C (in 150 Milliliter etwa 20 Milligramm, das entspricht rund einem Viertel des empfohlenen Tagesbedarfs).

Regelrechte Asse unter den Inhaltsstoffen des Rotbuschtees sind Aspalathin und Nothofagin, die wahrscheinlich allergische Reaktionen hemmen und freie Radikale im Körper einfangen. Des Weiteren enthält Rooibostee Phenolsäuren (die gegen Bakterien, Pilze und Viren hilfreich sind), den Wirkstoff Rutin (gut bei Durchblutungsstörungen) sowie die krampflösenden und stimmungsaufhellenden Substanzen Querzetin und Querzitrin.

Ob Rooibos-, Massai- oder Buschmannstee, all diese verschiedenen Begriffe und noch etliche mehr stehen in Deutschland für den seit einigen Jahren immer beliebter werdenden Rotbuschtee. Über 200 Arten des Rotbuschs wachsen in Südafrika, doch nur die Blätter von Aspalathus linearis sind für die Zubereitung von Tee geeignet.

Gesunder Tee für Kinder

Im Gegensatz zu schwarzem und grünem Tee enthält Rooibostee überhaupt kein Koffein. Schon allein aus diesem Grund, aber auch aufgrund seiner natürlichen aromatischen Süße und schönen Farbe eignet sich Rooibostee auch wunderbar für Kinder und Babys. Gute Erfolge erzielten Mütter (das belegen mittlerweile auch wissenschaftliche Studien) mit Rooibostee bei den so genannten Dreimonatskoliken, die zwar für die Kleinen unbedenklich sind, den Eltern aber schlaflose Nächte bescheren.

Rooibostee für Babys: Einfach Rotbuschtee pur oder gemischt mit Milch oder Wasser ins Baby-Fläschchen füllen.

Rooibostee gegen Windelausschlag: Außerdem hilft Rooibostee, äußerlich angewandt, bei Windelausschlägen: Watte mit einem Rooibosextrakt (ein Esslöffel Kraut auf 150 Milliliter Wasser) tränken und betroffene Stellen sanft abtupfen.

Zubereitung

Gute Qualität erkennt man beim Rooibostee an seiner strahlend rotbraunen Farbe. Wenige hellere Aststückchen dürfen bei dem naturbelassenen Produkt ebenfalls vorkommen, jedoch sollte es misstrauisch machen, wenn die Ästchen verzweigt sind. Das deutet auf Verschnitt mit anderen Pflanzen hin, was die Qualität mindert.

Übergießen Sie einen Teelöffel des Krauts mit 150 Milliliter siedendem Wasser und lassen Sie den Tee zwei bis drei Minuten ziehen. Rooibostee kann man bis zu dreimal aufgießen. Der zweite und der dritte Aufguss müssen dann nur noch 30 bis 60 Sekunden ziehen, unterscheiden sich geschmacklich kaum vom ersten, haben aber einen geringeren Vitamin-C-Gehalt. Kaufen Sie möglichst offenen Rooibostee. Tee aus Teebeuteln besitzt in der Regel weniger Aroma.

Weitere Anwendungen

In Südafrika wurde eine Creme auf Basis von Rooibos entwickelt. Mittlerweile belegen auch wissenschaftliche Studien, dass Rotbusch Anti-Aging-Eigenschaften besitzt. Er hat eine ähnlich hautglättende und zellverjüngende Wirkung wie grüner Tee. Beide Tees kämpfen auch, äußerlich angewandt, gegen freie Radikale.

Sehr schmackhaft ist Rotbusch-Marmelade: Dazu vier Esslöffel Kraut mit einem Liter Wasser aufgießen, zehn Minuten ziehen lassen, zwei Orangen und zwei Zitronen schälen, mit dem heißen Tee überbrühen und über Nacht ziehen lassen. Am nächsten Tag die Früchte im Tee so lange bei geringer Hitze kochen, bis sie weich werden. Topf vom Herd nehmen, zirka 600 Gramm Zucker zugeben und so lange umrühren, bis sich der Zucker aufgelöst hat. Dann die Masse 30 bis 60 Minuten ohne Umrühren und ohne Deckel einkochen lassen.

Pu-erh-Tee

Geschichte und Herkunftsgebiet

Pu-erh-Tee kommt aus der südchinesischen Provinz Yunnan. Seinen Namen hat er von der Präfektur Pu-erh, wo der Tee zwar nicht wächst, aber schon früh gehandelt wurde. In Yunnan wird Pu-erh-Tee wahrscheinlich schon seit über 1000 Jahren getrunken. In Europa wird der Tee erst seit wenigen Jahren verkauft.

Im Prinzip wird Pu-erh-Tee aus der gleichen Pflanze (*Camellia sinensis*) wie grüner und schwarzer Tee gewonnen. Jedoch sorgt das tropische Höhenklima Yunnans dafür, dass die Teepflanze dort nicht in Strauchform, sondern als so genannter Dayeh-Baum mit kräftigen Zweigen und großen Blättern wächst.

In Yunnan liegt die Jahresmitteltemperatur zwischen 20 und 25 Grad Celsius, fast jeden zweiten Tag des Jahres herrscht Nebel, die Sonne scheint nur selten. Unter diesen Verhältnissen und auf fruchtbaren Böden werden Dayeh-Bäume mehrere hundert Jahre alt.

Pu-erh-Tee ist kein unfermentierter Tee wie grüner Tee – und sein spezielles Herstellungsverfahren unterscheidet sich auch von dem des schwarzen Tees: Zur Spezialität wird er, weil Schimmelpilze und Bakterien ihn unter feucht-warmen Bedingungen reifen lassen. Dieser Prozess dauert Wochen bis Jahre.

Wie bei gutem Wein unterscheidet man Pu-erh-Tees deshalb nach ihrer Reifezeit. Die Dauer dieser Lagerung ist zwar entscheidend für seinen Geschmack, nicht jedoch für seine medizinische Wirkung.

Mitte der 1990er-Jahre von der Presse als »Schlankmacher-Tee« hochgejubelt, wurden Pu-erh-Produkte von unseriösen Anbietern in unterschiedlichsten Darreichungsformen ohne jegliche medizinische Wirkung angeboten. Seit dieser Zeit hat Pu-erh einen schlechten Ruf, der seiner jahrtausendealten Tradition wahrscheinlich nicht gerecht wird.

Inhaltsstoffe

Pu-erh-Tee besitzt drei positive Auswirkungen:

- Pu-erh-Tee senkt den Cholesterinspiegel.

Pu-erh ist ein sehr geschmacksintensiver Tee, der mit seinem nussig-erdigen Aroma auch für Kaffeetrinker attraktiv ist. Sein Koffeingehalt ist jedoch deutlich geringer als der des Kaffees.

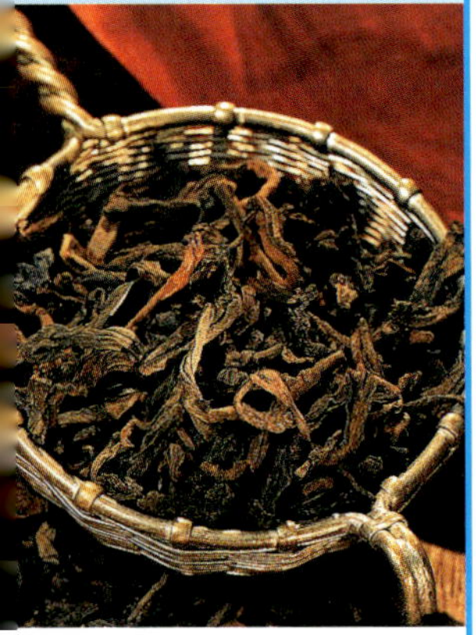

Pu-erh-Tee gilt als ausgezeichneter Fettkiller und auch cholesterinsenkende Eigenschaften werden ihm nachgesagt. Beides lehrt die Erfahrung, wissenschaftlich konnten diese Wirkungen jedoch bisher nicht nachgewiesen werden.

- Pu-erh-Tee wirkt entgiftend (besonders bei Alkoholgenuss).
- Pu-erh-Tee unterstützt beim Abnehmen.

Welche Stoffe für diese Effekte verantwortlich sind, ist noch nicht so gut erforscht wie bei Rooibos oder grünem Tee. Fest steht u. a., dass die großen Blätter des Dayeh-Baumes mehr fettzerstörende Saponine, mehr entgiftend wirkende Gallussäure und weniger Koffein als grüner oder schwarzer Tee enthalten. Saponine gelten sogar als regelrechte »Fatburner«: Sie blockieren fettspaltende Enzyme, was zur Folge hat, dass Nahrungsfette unverdaut unseren Magen passieren. Fette, die der Körper dennoch braucht, entzieht er Fettdepots – wir nehmen ab.

Zubereitung

Guter Pu-erh-Tee ist relativ grob geschnitten und hat ein malzig-erdiges Aroma. In China gibt es viele Sorten des Tees, in Deutschland ist aber meist nur ein »chinesischer Pu-erh-Tee« im Handel erhältlich. Seine Zubereitung unterliegt keinen festen Regeln. Für eine Tasse übergießen Sie einen Teelöffel der Blätter mit 150 Milliliter heißem Wasser. Wenn man Pu-erh-Tee zwei bis drei Minuten ziehen lässt, bekommt man milden, aber anregenden Tee mit rauchigem Geschmack. Nach bis zu fünf Minuten Ziehdauer schmeckt Pu-erh-Tee malziger und enthält weniger Koffein. Nach mehr als zehn Minuten Ziehdauer bekommt er erdigen Geschmack und ist fast koffeinfrei. Pu-erh-Tee kann man bis zu viermal aufgießen (dann weniger lang ziehen lassen). Die medizinischen Wirkungen nehmen mit der Zahl der Aufgüsse nicht ab. Es ist sogar belegt, dass der Gehalt an Wirkstoffen im zweiten und dritten Aufguss besonders hoch ist. Wem der rotbraune Pu-erh-Tee anfangs zu fremd schmeckt, kann ihn mit Honig süßen. So wird sein einzigartiges Aroma noch voller und runder. Im Winter mundet Pu-erh-Tee auch sehr gut, wenn man ihm etwas Zimt beimischt.

Tulsi-Tee

Geschichte und Inhaltsstoffe

Tulsi ist die heiligste Pflanze Indiens, sie wird dort auch »die Unvergleichliche« oder »Königin der Kräuter« genannt. Viele traditionsbewusste Hindus züchten Tulsi in Hinterhöfen und Gärten. Sie fühlen sich von der Pflanze beschützt und glauben daran, dass ihr aromatischer Duft göttliche Reinheit verbreitet.

In der ayurvedischen Medizin wird Tulsi seit Jahrtausenden bei vielen Heilbehandlungen eingesetzt. Sehr gläubige Hindus meinen sogar, die Pflanze sei so gut für die Gesundheit, dass es sich dabei um eine pflanzliche Reinkarnation Vishnus handeln muss. Man nennt sie deshalb auch »heiliges Basilikum«.

Ihr lateinischer Name lautet *Ocimum sanctum*. Botanisch ist sie eine von 60 bekannten Basilikumarten. In Indien unterscheidet man grünen Rama-Tulsi und dunkelgrün bis lilafarbenen Krishna-Tulsi. Nach Europa kam Tulsi-Tee bereits im 16. Jahrhundert, aber erst in den letzten Jahren verbreitet sich hier das Wissen über seine Heilkräfte.

Die Tulsi-Pflanze ist einer der bedeutendsten Heilkräuter Indiens. Sie enthält zahlreiche ätherische Öle, ist reich an den Mineralien Kalzium, Zink und Eisen sowie an Vitamin A und C. Ihre ätherischen Öle machen den Tulsi-Tee so wohlriechend und aromatisch. Sein Geschmack lässt sich als erfrischend zitronig beschreiben. Nicht angewandt werden sollte Tulsi-Tee vorsichtshalber während Schwangerschaft und Stillzeit.

Ayurveda-Mediziner berichten seit Tausenden von Jahren von den vielen wohltuenden Effekten, die Tulsi-Tee auf den menschlichen Körper hat. Er wirkt ausgleichend bei Kreislaufproblemen, stärkt unsere Blutgefäße und senkt den Cholesterinspiegel.

Nach einer indischen Legende ist die hinduistische Schutzgottheit Tulasidevi in die Gestalt der Heilpflanze geschlüpft, um den Menschen zu dienen und sie zu schützen.

Bei Verdauungsstörungen unterstützt Tulsi-Tee die Arbeit der Leber, er wirkt entgiftend und schützt beeinträchtigte Magenschleimhäute. Manche Inder schlucken nach dem Essen einfach ein oder zwei frische Tulsi-Blätter, um Verdauungsproblemen zuvorzukommen, oder sie fügen Tulsi-Blätter Speisen und Getränken bei, um Keime abzutöten.
Tulsi-Tee hat auch ausgleichenden Effekt bei Stress: Er senkt die Ausschüttung von Adrenalin, beruhigt angegriffene Nerven und steigert die Gedächtnisleistung.
Außerdem stärkt Tulsi-Tee das Immunsystem, lindert Erkältungserscheinungen und bekämpft Viren (z. B. bei Herpes) und Bakterien.
Auch auf die Haut hat Tulsi positive Auswirkungen: Die heilige Pflanze heilt Ekzeme, Psoriasis (Schuppenflechte) und offene Wunden. Ihr Wirkstoff Ursolsäure ist derzeit einer der Favoriten der Kosmetikindustrie: Er kurbelt den Stoffwechsel der Haut an und wirkt regenerierend, weshalb er u. a. in der Anti-Aging-Hautpflege verwendet wird (auch empfindliche Haut verträgt den Inhaltsstoff sehr gut). In der ayurvedischen Medizin verwendet man eine Creme aus Tulsi-Blättern vorbeugend gegen Insektenbisse (manche Inder pflanzen Tulsi auch an, um lästige Moskitos von ihrem Haus fern zu halten).

Teemischungen mit Tulsi mit ihren verschiedenen Kompositionen von Kräutern, Blüten und Gewürzen unterstützen das Gleichgewicht der Doshas. Das sind die drei Funktionsprinzipien: Vata (Bewegung), Pitta (Stoffwechsel) und Kapha (Struktur), deren Einklang in der ayurvedischen Medizin gefordert wird.

Zubereitung

Für eine Tasse Tulsi-Tee überbrühen Sie einen gehäuften Teelöffel des Krauts mit 150 Milliliter kochendem Wasser und lassen den Tee fünf bis acht Minuten ziehen. Tulsi-Tee enthält kein Koffein, man kann bedenkenlos etliche Tassen täglich trinken. Im gut sortierten Fachhandel finden Sie heute zahlreiche Tulsi-Mischungen, die oft als Wohlfühltees bezeichnet werden: z. B. Tulsi Lemon, Tulsi Melisse, Tulsi Ingwer Orange, Tulsi Multivitamin oder Tulsi Rose (mit Rosenblüten). Inder verwenden für Heilanwendungen auch getrocknete Tulsi-Blätter und frischen Tulsi-Saft.

Special: Teemuseen

Ostfriesisches Teemuseum

Im ostfriesischen Norden befindet sich das einzige Teemuseum Deutschlands. Es zeigt die Geschichte des Tees, angefangen vom Teestrauch über die Ernte bis hin zu Teezeremonien. Eine Abteilung zeigt ein japanisches Teehaus und chinesisches Teeporzellan
Adresse: Ostfriesisches Teemuseum, Am Markt 36, 26506 Norden.

www. teemuseum.de

Kräuter-Museum Myrica

Im schleswig-holsteinischen Stolpe präsentiert das Museum Myrica alles Wissenswerte über Heilkräuter und Rauschpflanzen. Neben dem Museum blüht und grünt ein Botanischer Garten.
Adresse: Kräuter-Museum, Am Pfeifenkop 9, 24601 Stolpe.

www. re-natur.de/kraeuterpark/museum. html

Gewürzmuseum Spicy's

Am Hamburger Hafen lädt in der alten Speicherstadt das einzigartige Gewürzmuseum zum Riechen, Schmecken und Fühlen von 500 kulinarischen Exponaten ein. Hier lernt man, wo Zimt, Rosmarin, Ingwer & Co. herkommen und wie sie angebaut werden.
Adresse: Gewürzmuseum Spicy's, Sandtorkai 32, 20457 Hamburg.

www. spicy.de

Pfefferminzmuseum Eichenau

In Eichenau bei München gibt es das einzige Pfefferminzmuseum der Welt. Bis in die 1950er-Jahre wurde hier auf moorigen Böden Minze angebaut. Nach der Öffnung des deutschen Gewürzmarktes für ausländische Importe 1956 gaben fast alle Bauern auf. Das kleine Museum zeigt alles Interessante rund um das erfrischende grüne Kraut.
Adresse: Pfefferminzmuseum, Parkstraße 43, 82223 Eichenau.

www. minzmuseum.de

In diesem Kapitel finden Sie
267 Tee- und Heilrezepte
zu 58 Alltagserkrankungen –
alphabetisch geordnet.

Erkrankungen mit Heiltees behandeln

Das passende Rezept schnell gefunden

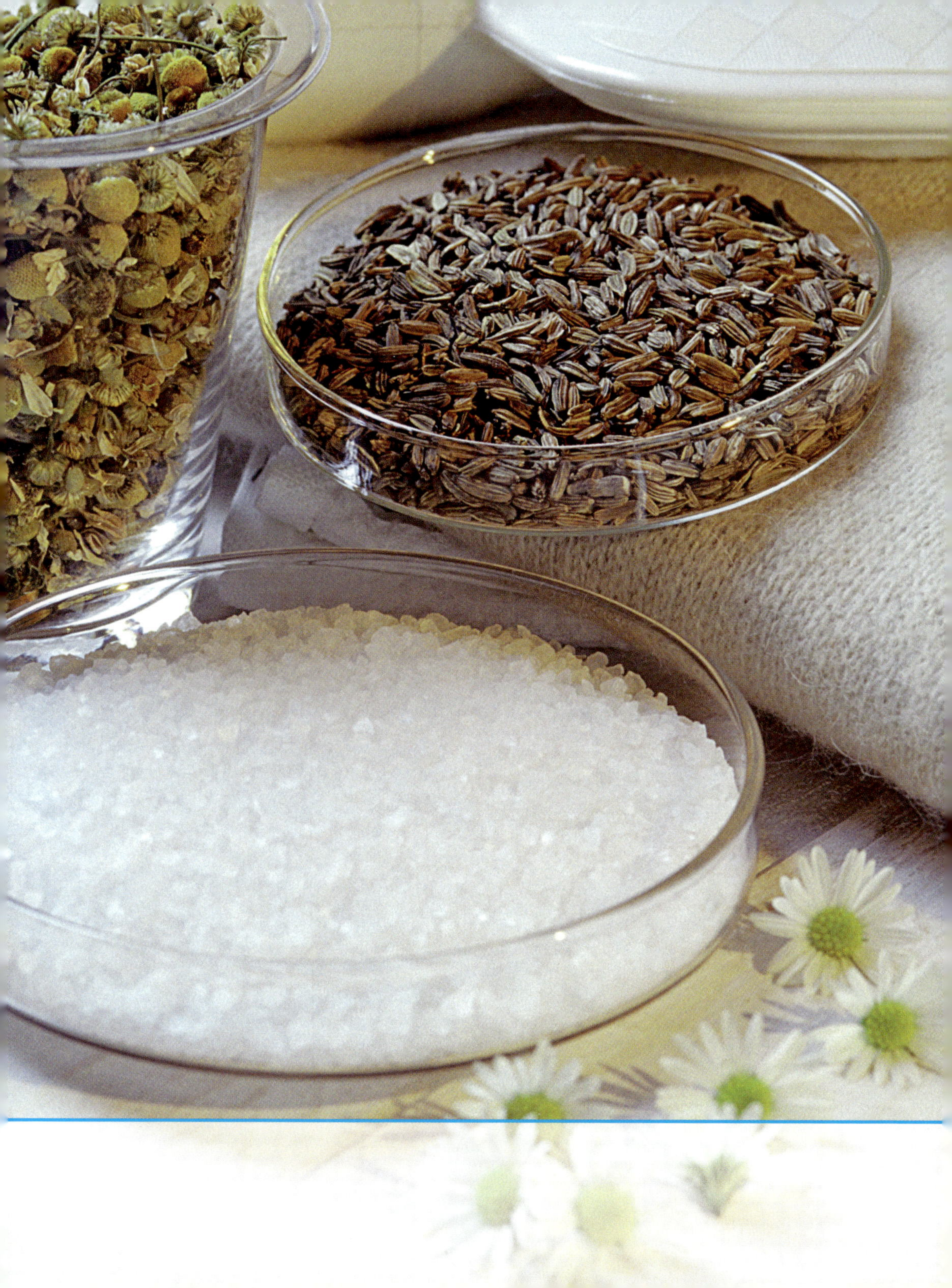

Lexikon der Teerezepte

Jeder kennt die Situation: Die Nase läuft, der Kopf dröhnt, man hat Durchfall oder das Kind klagt über Zahnschmerzen. Welcher Tee kann nun rasch und verlässlich helfen? Hier in diesem Kapitel finden Sie 58 alltägliche Erkrankungen und 267 direkt dazu passende Teerezepte.

Alle Krankheitsabschnitte sind parallel aufgebaut. Folgende Überschriften finden Sie bei den Erkrankungen:

- Ursachen und Symptome
- Heilpflanzen
- Teerezepte
- Praktische Hinweise zur Therapie, alternative Anwendungen oder Tipps beenden den Abschnitt.

Abszesse und Furunkel

Ein Furunkel ist eine tief reichende Entzündung an einem Haar. Ein Abszess ist ein eitergefüllter Hohlraum. Abszesse finden sich häufig im Schweißdrüsengewebe etwa der Achselhöhle oder des Genitalbereichs.

Ursachen: Vereiterungen in der Haut, verursacht durch bakterielle Erreger.

Symptome: Die Entzündung bildet einen mit Eiter gefüllten Knoten in der Größe einer Haselnuss bis zu einer Walnuss tief in der Haut. Häufig in den Achselhöhlen, im Nacken oder zwischen den Beinen. Rötung der Haut, zum Teil starke Schmerzen, Spannungsgefühl. Erst nach vollständiger Reifung des Furunkels Eiterausfluss.

Heilpflanzen

Die altbewährte Heilpflanze bei Abszessen und Furunkeln ist der Bockshornkleesamen. Er enthält reichlich entzündungshemmende Steroidsaponine, die die Haut erweichen und die Reifung von Furunkeln fördern. Weitere Heilpflanzen sind Ringelblume (Calendula) und Leinsamen. Blutreinigende Wirkung besitzen Brennnessel, Löwenzahn, Schafgarbe und Hagebutten. Als umstimmende Heiltees eignen sich besonders Tees aus Faulbaumrinde sowie Anisfrüchten.

Heilrezepte

Bockshornkleesamen: 1 EL gemahlenen Bockshornkleesamen mit abgekochtem Wasser zu einem dicken Brei verrühren und mit einem Tuch als Auflage verwenden. Mehrmals täglich 20 Minuten auflegen.

Leinsamen: 100 g Leinsamen in 500 ml Wasser 4 Minuten kochen und mit einem Tuch als Auflage verwenden. Evtl. mit 1 TL Olivenöl geschmeidig machen. Mehrmals täglich 30 Minuten auflegen.

Teerezepte

Brennnessel • Löwenzahn • Hagebuttenfrüchte • Faulbaumrinde • Anisfrüchte: 2 TL auf 150 ml Wasser als Aufguss, 20 Minuten ziehen lassen, abseihen, 1 Woche lang morgens und abends je 1 Tasse trinken. Achtung: Faulbaumrinde wirkt stark abführend!

Brennnessel • Bittersüßblätter • Ulmenrinde • Schafgarbe: 1–2 TL auf 150 ml Wasser als Aufguss, abseihen, dreimal täglich je 1 Tasse zwischen den Mahlzeiten trinken.

Therapie

- Blutreinigende Tees auch nach der Öffnung des Furunkels weiter trinken.
- Furunkel müssen erst reifen, bevor man sie öffnen sollte. Andernfalls droht eine größere Entzündung.
- Den hellen Eiterkopf eines Furunkels nur mit einer desinfizierten Nadel anstechen.

Die Umstimmung ist ein Therapieverfahren aus dem Bereich der Erfahrungsheilkunde und Alternativmedizin. Durch gezielte Zufuhr von bestimmten Stoffen soll das Immunsystem angeregt werden.

Abwehrschwäche (Infektanfälligkeit)

Neben Erkältungserkrankungen können auch häufig auftretende Herpesbläschen und Warzen Zeichen einer geschwächten Abwehr sein. Ursachen sind oft eine unausgewogene Ernährung, zu wenig Vitalstoffzufuhr und zu wenig Bewegung an der frischen Luft.

Ursachen: Geschwächtes Immunsystem, Vitaminmangel, Stress.
Symptome: Häufige Erkältungen, Schnupfen, Husten, Heiserkeit, also die ganze Bandbreite grippaler Infekte. Meistens leichtes Fieber. Leistungsschwäche, Mattigkeit. Es drohen chronische Entzündungen der Nasennebenhöhlen, des Mittelohrs oder der Blase.

Heilpflanzen

Bei Abwehrschwäche bietet die Natur ein ganzes Spektrum wirksamer Heilmittel: Schweißtreibend und abwehrsteigernd wirken Holunderblüten und Lindenblüten. Hagebutten und Heckenrosen steigern mit ihrem hohen Vitamin-C-Anteil das Immunsystem. Ebenso der Rote Sonnenhut *(Echinacea purpurea)*. Zu den Klassikern gehören Kamillenblüten und Ringelblumenblüten. Weidenrinde und Mädesüß enthalten Azetylsalizylsäure, den Hauptwirkstoff von Aspirin.

Teerezepte

Holunderblüten: 2 TL auf 150 ml Wasser als Aufguss, 5 Minuten ziehen lassen, abseihen, mindestens dreimal täglich 1 Tasse trinken.

Lindenblüten: 1 bis 2 TL auf 150 ml Wasser als Aufguss, abseihen, mindestens dreimal täglich 1 Tasse möglichst heiß trinken.

Holunderblüten • Lindenblüten • Mädesüß: 2 bis 3 TL auf 150 ml Wasser als Aufguss, 10 Minuten ziehen lassen und abseihen. Schluckweise heißen Tee trinken, dann warm eingepackt ruhen und schwitzen.

Hagebutten: 2 TL zerkleinerte Früchte auf 150 ml Wasser als Aufguss, 8 Minuten ziehen lassen und abseihen. Mehrmals täglich 1 Tasse trinken.

Kamillenblüten: 1 bis 2 TL auf 150 ml Wasser als Aufguss, über 10 Minuten ziehen lassen, abseihen. Dreimal täglich 1 Tasse.

Weidenrinde: 1 TL Weidenrinde und 1 TL Kräutertee nach Ihrer Wahl (z. B. Kamille) auf 150 ml Wasser als Aufguss, 10 Minuten ziehen lassen, abseihen. Zwei- bis dreimal täglich 1 Tasse. Wirkt fiebersenkend, schmerzlindernd und abschwellend.

Sonnenhutwurzel • Wermutkraut • Pfefferminzblätter: 1 bis 2 TL auf 150 ml Wasser als Aufguss, 15 Minuten ziehen lassen, abseihen. 2 Wochen lang 2 Tassen täglich vor dem Essen trinken.

Therapie

- Nehmen Sie verstärkt Vitamin C zu sich: frisch gepresster Zitronensaft, Sanddornsaft, Holunderbeersaft. Vitamin-C-Präparate sind ebenfalls möglich, wenn auch weniger wirksam.
- Echinazinpräparate helfen sehr: 50 Tropfen Echinazinextrakt aus der Apotheke beim Beginn der Erkältung; dann 20 Tropfen alle zwei Stunden (ersten beiden Tage), dann weniger dosieren (30 Tropfen dreimal täglich).
- Roher Meerrettich (Kren) ist ein starkes natürliches Antibiotikum. Wer mag, kann ihn auch mit Honig mischen.

Geben Sie Ihrem Körper die Chance, sich selbst gegen kleinere Infekte zu wehren und bekämpfen Sie nicht gleich kleinste Fieberschübe. Freuen Sie sich lieber, Fieber ist ein Zeichen, dass der Körper noch genügend Kraft hat, sich gegen Krankheitskeime zu wehren. Wenn das Fieber zu hoch wird oder länger andauert, finden Sie in den Heiltees potente Unterstützung für Ihren Organismus.

Akne

Ursachen: Überfunktion und Verstopfung der Talgdrüsen, häufig bedingt durch hormonelle Veränderungen oder eine Lebensmittelunverträglichkeit.
Symptome: Auftreten von Eiterpickeln, Mitessern, Hautgrieß oder nässenden Schwellungen in der Haut. Häufig auch Bildung von

60 Grad Celsius, heißer sollte das Dampfbad fürs Gesicht nicht sein, damit Haut und Schleimhäute optimal von der Befeuchtung profitieren und die wertvollen Inhaltsstoffe der Heilpflanzen nicht zerstört werden.

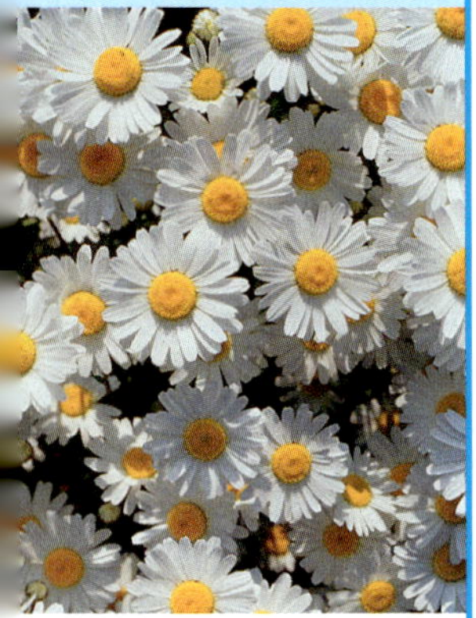

Gänseblümchen enthalten Catechine, Saponine und Bitterstoffe. Sie eignen sich zur äußerlichen Anwendung, beispielsweise als Umschlag gegen schlecht heilende Wunden und Hauterkrankungen.

Knoten unter der Haut, die Juckreiz auslösen. Vor allem im Gesicht, Nacken- und Brustbereich, bei schweren Verlaufsformen Ausbreitung auf den ganzen Körper.

Heilpflanzen

Gegen Akne wirken entschlackende und blutreinigende Heilpflanzen wie Stiefmütterchen, Schachtelhalm, Brennnessel und Birkenblätter. Auch die Quecke besitzt antibakterielle und entwässernde Wirkung. Die getrockneten Wurzeln dieser als Unkraut wachsenden Pflanze sind ein klassisches Mittel der Aknebehandlung. Entzündungshemmende Wirkung hat die zur Gattung der Liliengewächse gehörende *Aloe vera*. Die Gerbstoffe des Gänseblümchens bewirken eine Verengung des Hautgewebes und lindern damit ebenfalls Entzündungen. Beruhigend wirken auch Kamille, Lavendel und Schafgarbe.

Teerezepte

Schachtelhalmkraut • Queckenwurzel • Stiefmütterchenkraut • Birkenblätter • Brennnesselblätter: Mischung aus gleichen Anteilen erstellen. Die Zubereitung als Kaltaufguss bindet das Vitamin C der Pflanzen; 2 TL auf 150 ml Wasser kalt ansetzen, 12 Stunden ziehen lassen. Abseihen, kurz aufkochen und als Frühstücksbeilage trinken.

Stiefmütterchen: 2 TL auf 150 ml Wasser als Aufguss, 10 Minuten ziehen lassen, pro Tag 3 Tassen trinken. Wirkt auch bei äußerlicher Anwendung; die betroffenen Körperstellen vorsichtig damit reinigen.

Gänseblümchen: 2 TL auf 150 ml als Aufguss, auf lauwarme Temperatur abkühlen lassen. Für Gesichtswaschungen und äußerliche Behandlung der Schultern und Brust.

Therapie

▸ Gesichtsdampfbäder mit einer heilenden Teemischung aus Kamille, Lavendel, Schafgarbe. Dazu drei Teelöffel der Mischung in einen Liter kochendes Wasser geben, die Anwendung täglich fünf bis zehn Minuten lang durchführen. Das Gesicht anschließend behutsam abtupfen und Rosenwasser auftragen; das belebt und schließt die Poren.

▸ Bewegung an der frischen Luft und sportliche Aktivität regen den Stoffwechsel an und sichern eine gute Versorgung der Haut mit Sauerstoff und Nährstoffen. Allzu starke Sonnenbestrahlung aber vermeiden!

▸ Obst, Gemüse, Vollkorn- und Milchprodukte auf dem Speiseplan sichern eine gute Versorgung mit Vitamin B, das ein gutes Hautbild unterstützt.

▸ Tinkturen mit *Aloe vera* sind in Apotheken erhältlich.

Angstzustände

Ursachen: Zusammenspiel aus erblicher Beeinträchtigung des Nervensystems und sozialen Einflüssen.

Symptome: Schneller Atem und hoher Puls bei starker Unruhe, Magenprobleme (Übelkeit, Erbrechen, Durchfall), häufiger Harndrang, Zittern, Schwitzen, Konzentrationsschwierigkeiten, Gefühl von Bedrohung, Unsicherheit, Existenzangst.

Etwa zehn Prozent der Bevölkerung leiden an Angstzuständen, die so schlimm sind, dass sie behandelt werden müssen. Unterschieden werden Panikattacken, generalisierte Angstzustände und Phobien.

Heilpflanzen

Hopfenblüten enthalten Homulon und Lupulon. Die beiden bitteren Wirkstoffe unterstützen einen ruhigen Schlaf und besänftigen den Magen. Baldrian, seit Jahrhunderten bewährter Allrounder unter den Beruhigungsmitteln, wirkt gegen nervöse Zustände aller Art. Er senkt den Puls, fördert den Schlaf und lindert Krämpfe im Magen- und Darmbereich. Pomeranzen und Johanniskraut kräftigen das Nervensystem, Melisse beruhigt bei nervösen Herz- und Magenbeschwerden.

Teerezepte

Hopfen: 2 TL auf 1 Tasse Wasser als Aufguss, vor dem Zubettgehen 1 Tasse trinken; nur gelegentlich anwenden!

Baldrian: 1 bis 2 TL morgens mit einer Tasse siedendem Wasser übergießen, 10 Stunden ziehen lassen, abends auf Trinktemperatur erhitzen, 1 Tasse schluckweise trinken.

Baldrianwurzel • Hopfenzapfen • Lavendelblüten • Melissenblätter, Pomeranzenblüten • Hagebutten: Mischung zu folgenden Anteilen erstellen: 2 bis 3 EL Baldrianwurzel, 8 TL Hopfenzapfen, je 5 TL Pomeranzenblüten und Hagebutten. 2 TL der Mischung auf 1 Tasse Wasser, 10 Minuten ziehen lassen, abseihen und abends vor dem Zubettgehen trinken.

Autogenes Training ist ein ideales Mittel gegen Angstzustände. Einmal bei einem Therapeuten erlernt, kostet es nichts, ist frei von Nebenwirkungen und kann vielerorts angewandt werden.

Johanniskraut und -blüten: 1 bis 2 TL auf 150 ml Wasser als Aufguss, 5 Minuten ziehen lassen, über zwei bis drei Monate täglich 2 Tassen trinken (morgens und abends). Vorsicht: Der im Johanniskraut enthaltene Farbstoff Hypericin macht gegenüber starker Sonneneinstrahlung empfindlich!

Therapie

- Bei Angstzuständen helfen Entspannungsmethoden wie Yoga, autogenes Training oder Muskelentspannung nach Jakobson.
- Eigentherapie wird dann gefährlich, wenn die Symptome ausgeprägt auftreten. Dann unbedingt einen Arzt/Psychologen aufsuchen.

Appetitlosigkeit

Ursachen: Körperliche Erkrankungen, Stress, Depression, Überforderung, seelische Probleme.
Symptome: Sodbrennen, Aufstoßen, Magenschmerzen, Blähungen, kein Bedürfnis zur Nahrungsaufnahme bis hin zur Abscheu davor, depressive Verstimmung, Angstgefühle.

Heilpflanzen

Appetit fördernd wirken Pflanzen, die Bitterstoffe enthalten. Engelwurz hat positiven Einfluss auf das gesamte Verdauungssystem und schmeckt trotz der Bitterstoffe würzig und angenehm. Allgemein kräftigend und damit auch den Appetit und die Verdauungssäfte anregend wirkt Chinarinde. Da die Pflanze Chinin enthält, sollte sie bei einer Überempfindlichkeit gegen diesen Inhaltsstoff nicht eingenommen werden. Die Kalmuswurzel wird seit mehr als 2000 Jahren als Heilmittel verwendet. Sie wirkt ebenso Appetit steigernd wie das eher als Gewürz bekannte Bohnenkraut. Das sehr bitter schmeckende Tausendgüldenkraut ist eine besonders gut verträgliche, appetitanregende und kräftigende Pflanze – allerdings mit einem sehr bitteren Geschmack. Kombiniert mit anderen Heilpflanzen ist ihre Einnahme jedoch problemlos.

Teerezepte

Engelwurz: 1 TL auf 150 ml Wasser als Aufguss zubereiten, 10 Minuten ziehen lassen, täglich 2 bis 3 Tassen trinken. Stärker wirkt eine Abkochung: 1 TL in 150 ml kaltem Wasser ansetzen, 5 Minuten aufkochen, täglich 2 bis 3 Tassen trinken. Wenn man den Tee zu gleichen Teilen aus Engelwurz und getrockneten Erdbeerblättern ansetzt, verbessert sich der Geschmack deutlich.

Appetitlosigkeit kann viele Ursachen haben. Bevor man beginnt ihr entgegenzutreten, sollte zunächst abgeklärt sein, was ihr Anlass ist. Stellt sich heraus, dass der Mangel an Esslust physiologische Ursachen hat, müssen diese zunächst beseitigt werden, bevor die genannten Heiltees zum Einsatz kommen.

Der äußere Rahmen – ein schön gedeckter Tisch, appetitlich angerichtete Speisen, ein vielfarbiges Arrangement auf dem Teller – und eine entspannte Atmosphäre tragen ebenfalls dazu bei, den Appetit anzuregen, nicht umsonst heißt es: »Das Auge isst mit«!

Chinarinde: 1 TL auf 150 ml Wasser als Aufguss, davon täglich 2 bis 3 Tassen jeweils etwa eine halbe Stunde vor den Mahlzeiten trinken.

Kalmuswurzel: 1 bis 2 TL auf 150 ml Wasser als Aufguss, 10 Minuten ziehen lassen, täglich 2 bis 3 Tassen trinken.

Bohnenkraut: 2 TL auf 150 ml Wasser als Aufguss, 10 Minuten ziehen lassen, etwas abkühlen lassen, 1 Tasse trinken.

Tausendgüldenkraut • Kamillenblüten • Schafgarbenkraut • Melissenblätter: Mischung zu folgenden Anteilen erstellen: 4 EL Tausendgüldenkraut, 3 TL Kamillenblüten, 5 TL Schafgarbenkraut, 3 TL Melissenblätter; 2 TL der Mischung mit 150 ml kochendem Wasser aufgießen, 10 Minuten ziehen lassen, 2 bis 3 Tassen täglich lauwarm und schluckweise etwa eine halbe Stunde vor den Mahlzeiten trinken.

Therapie

- Bitterstoffhaltige Pflanzen sollten nicht in der Schwangerschaft und während der Zeit des Stillens eingenommen werden. Wer an einem Magen- oder Darmgeschwür leidet, sollte ebenfalls darauf verzichten.
- Viele der hier genannten Tees helfen auch gegen Blähungen und nervöse Magenbeschwerden.
- Bewegung an der frischen Luft regt ebenso den Appetit an wie ein schön zubereitetes Essen in netter Gesellschaft.

Asthma

Ursachen: Überempfindlichkeit der Bronchien gegen bestimmte Reizstoffe, Allergien, psychische Faktoren.

Symptome: Plötzliche Luftnot, Hustenkrämpfe, ziehende und pfeifende Geräusche beim Ein- und Ausatmen, Schwierigkeiten beim Ausatmen.

Heilpflanzen

Die Behandlung von Asthma unterstützen Heilpflanzen, deren Inhaltsstoffe krampflösend wirken, die den sich bei Reizungen in den Bronchien ablagernden Schleim lösen und die das Abhusten der Sekrete fördern. Mild schleimlösend und gut schmeckend sind Anisfrüchte. Ihre Wirkung beruht auf ätherischen Ölen, die durch die Lunge ausgeschieden werden. Die Süßholzwurzel, geschmacklich süß und angenehm, ist seit Jahrtausenden bewährt. Sie lindert Krämpfe und fördert das Lösen und Abhusten von Schleim. Auch Thymiankraut – ein Klassiker unter den Hustenmitteln – besitzt krampflösende Wirkung und wird gerne mit wirkverwandten Pflanzen kombiniert, z. B. mit dem milderen Sonnentaukraut, reizmindernden Malven oder der allgemein kräftigenden Alantwurzel.

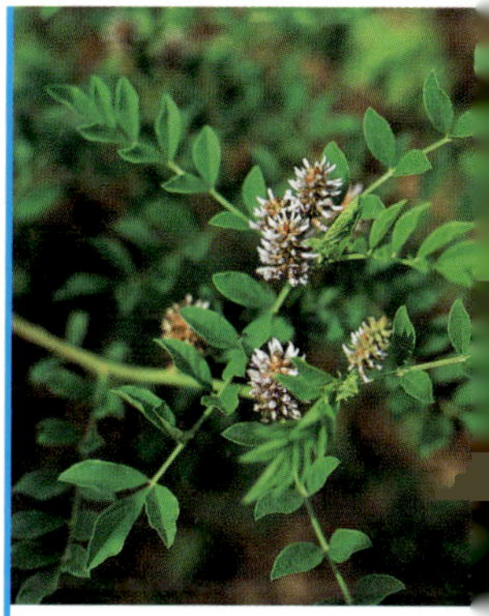

Der lakritzartige Geschmack der Süßholzwurzel hat ihr den volkstümlichen Namen Lakritzkraut eingebracht. Sie löst zähflüssigen Schleim, fördert den Auswurf und bekämpft Entzündungen. Ohne ärztlichen Rat sollte sie nicht länger als vier bis sechs Wochen angewendet werden. Auch wer unter Bluthochdruck oder Kaliummangel leidet, sollte die Süßholzwurzel nicht anwenden.

Teerezepte

Anisfrüchte: 1 TL auf 150 ml Wasser als Aufguss, täglich mehrmals 1 Tasse trinken.

Süßholzwurzel: 1 TL auf 150 ml Wasser als Aufguss, 5 Minuten ziehen lassen, nach den Mahlzeiten täglich 2 bis 3 Tassen trinken.

Thymiankraut • Anisfrüchte • Alantwurzel • Weißdornblüten und -blätter • Sonnentaukraut • Malvenblätter: Mischung zu folgenden Anteilen erstellen: 3 TL Thymiankraut, 4 TL Anisfrüchte, 3 EL Weißdornblüten und -blätter, 2 TL Alantwurzel, 3 TL Sonnentaukraut, 2 TL Malvenblätter; 2 TL der Mischung für 300 ml Wasser als Aufguss,

Mit einem Peakflow-Meter lässt sich leicht ermitteln, ob die Behandlung bzw. der Tee eine Wirkung zeigt und die verkrampften Bronchien, die das Ausatmen der Luft erschweren, sich entspannen.

10 Minuten ziehen lassen. Die Hälfte des Aufgusses 4 Minuten bei schwacher Hitze aufkochen. Mit dem verbliebenen Teil wieder zusammengießen und den Tee trinken. Es empfiehlt sich, den Tee mit Honig zu süßen und 6 Wochen lang täglich 2 bis 3 Tassen zu sich zu nehmen.

Thymiankraut • Sonnentaukraut • Spitzwegerichblätter • Gänsefingerkraut: 1 TL der Mischung für 150 ml Wasser als Aufguss, nach Bedarf täglich 2 bis 3 Tassen trinken.

Therapie

- Neben den genannten Heilpflanzen helfen auch Kaffee und grüner Tee. Grüner Tee enthält die Substanz Theophyllin, die das Bronchialsystem erweitert. Mit jungen, kleinen Blättern ist der Tee noch wirksamer (2 Minuten ziehen lassen).
- Atemübungen, die eine Verbesserung der Lungenkapazität bewirken, lassen sich beim Physiotherapeuten erlernen und durch Training zu Hause vertiefen.
- Bei häufigen oder akuten Asthmaanfällen unbedingt in ärztliche Behandlung gehen!

Augenleiden

Ursachen: Austrocknen der Augen durch verminderte Produktion von Tränenflüssigkeit oder trockene Raumluft (Klimaanlagen, Heizung), Übermüdung der Augen (Fernsehen, starres Blicken auf Computerbildschirme), künstliches Licht (Neonleuchten) oder Unverträglichkeit von Kontaktlinsen.
Symptome: Juckreiz und Brennen bei zu trockenen Augen, Kopfschmerzen, reduziertes Sehvermögen, Flimmern vor den Augen.

Heilpflanzen

Da Auge ist ein äußerst empfindliches und sensibles Organ. Es sollte nur mit einigen wenigen Pflanzen und Wirkstoffen in Kontakt kommen, die mild sind und das Auge nicht zusätzlich reizen. Augentrost hat sich bei der Behandlung von Augenleiden sehr gut bewährt. Er wirkt mild und beruhigt das überanstrengte Auge. Auch Fenchelwasser lindert sanft die Beschwerden.

Bildschirme sind aus unserem Leben nicht mehr wegzudenken. Ob Fernseher oder Computer, die Augen leisten Schwerstarbeit beim Starren in den viereckigen Kasten. Ergonomische Arbeitsplatzbedingungen helfen nicht nur dem Rücken, sondern auch den Augen, möglichst gut mit der stundenlangen Belastung fertig zu werden.

Heilrezepte

Augentrostkraut: 2 TL mit 150 ml kochendem Wasser aufgießen, 2 Minuten ziehen lassen, Tee abkühlen lassen; ein sauberes Taschentuch damit tränken und als Kompresse auf die geschlossenen Augen legen, 10 bis 15 Minuten einwirken lassen.

Fenchelwasser: Fenchelsamen zerkleinern, 1 bis 2 TL mit 150 ml Wasser aufbrühen, Tasse abdecken, den Tee 10 Minuten ziehen und dann abkühlen lassen; eine Mullbinde mit dem Sud tränken und als Kompresse auf die geschlossenen Augen legen, 5 Minuten einwirken lassen, Anwendung mehrmals täglich wiederholen. Achtung: Die Kompresse darf nicht länger als 5 Minuten aufliegen!

Therapie

- Augenkompressen mit Tee wirken äußerst entspannend auf die Augen. Wer es schafft, sich dabei auch innerlich zurückzulehnen, erzielt doppelte Wirkung.
- Kühlung tut überlasteten Augen gut: Einfach einen mit kaltem Wasser getränkten Waschlappen für 1 bis 2 Minuten auflegen. Wenn kein Wasserhahn in der Nähe ist, schafft auch eine Teelöffelrückseite spontane Linderung. Auch mit Gel gefüllte Kühlbrillen bringen Erleichterung.

▸ Müde und trockene Augen erfahren durch gezielte Augenübungen Entlastung: Während der Arbeit am PC-Bildschirm einfach mal kurz den Blick durchs Büro schweifen lassen, ohne dabei einen bestimmten Punkt anzuvisieren. Gelegentliches bewusstes Blinzeln versorgt die Augen mit Tränenflüssigkeit.
▸ Überreizte Augen erholen sich im Dunkeln. Ein 10-minütiger Rückzug in ein dunkles Zimmer sorgt für Entspannung (oder legen Sie einfach die gewölbten Handflächen vor die Augen).
▸ Gut gelüftete Räume sorgen für augenfreundliche Luft.

Ausfluss

Gegen Ausfluss helfen milde Spülungen entweder mit Tees aus Kamille, Schafgarbe und Eichenrinde oder mit ein paar Tropfen Teebaumöl.

Ursachen: Infektion der Scheide (Keime, Pilze), Fremdkörper in der Scheide (z. B. kleines Stück Toilettenpapier), Einnahme von Antibiotika oder Sulfonamiden (Nebenwirkung).
Symptome: Im Vergleich zur normalen Absonderung deutlich größere Menge von austretendem Scheidensekret, veränderte Beschaffenheit des Sekrets (gelbe oder grünliche Färbung, blutig, schlecht riechend), Jucken oder Brennen der Scheide, Fieber, Unterleibschmerzen.

Heilpflanzen

Unter den Heilpflanzen, die in der Frauenheilkunde eingesetzt werden, spielt die Kamillenblüte eine bedeutende Rolle. Beim Einsatz gegen Ausfluss kommt vor allem ihre entzündungshemmende Wirkung zum Tragen. Ebenfalls entzündungslindernd wirken Schafgarbe und Eichenrinde. Rosmarin wird gerne nach überstandenen Infektionen eingesetzt, aber auch mit den anderen Heilpflanzen kombiniert. Die Weiße Taubnessel findet aufgrund ihrer ausgleichenden Wirkung bei verschiedenen zyklusbedingten Beschwerden Verwendung. Bei zähem Ausfluss ist sie ebenfalls sehr wirksam. Die ätherischen Öle des Salbeis machen ihn zu einem guten Heilmittel gegen Pilzbefall. Seine Gerb- und Bitterstoffe lindern Unterleibbeschwerden.

Teerezept

Kamillenblüten • Schafgarbenkraut • Frauenmantelkraut • Weiße Taubnessel: Mischung zu folgenden Anteilen erstellen: 6 EL Kamillenblüten, 4 EL Schafgarbenkraut, 4 EL Frauenmantelkraut, 2 EL Weiße Taubnessel; 1 bis 2 TL der Mischung auf 150 ml Wasser als Aufguss, 6 Wochen lang täglich 2 Tassen des Tees trinken. Auch als Spülung anwendbar; dazu 4 EL Walnussbaumblätter hinzufügen.

Heilrezepte

Kamillenblüten • Salbeiblätter: 3 EL auf 1 Liter Wasser als Aufguss, Scheide und umgebenden Genitalbereich vorsichtig damit spülen.

Eichenrinde • Salbeiblätter • Schafgarbenkraut • Rosmarinblätter: Mischung zu folgenden Anteilen erstellen: 8 EL Eichenrinde, 4 EL Salbeiblätter, 4 EL Schafgarbenkraut, 4 EL Rosmarinblätter; 4 EL der Mischung in 500 ml Wasser abkochen, 1 Woche lang ein- bis zweimal täglich eine Spülung vornehmen.

Therapie

- Gegen Jucken oder Brennen der Scheide ist auch Teebaumöl ein gutes Mittel. Es bekämpft Keime, Bakterien und Pilze. Neben Spülungen ist es auch völlig unkompliziert anwendbar, indem man eine Slipeinlage damit beträufelt.
- Wie bei allen Entzündungen hilft bei Infektionen der Scheide auch eine allgemeine Stärkung des Abwehrsystems. Also sollten Sie viel vitaminreiche Kost essen und an der frischen Luft Sport treiben.

Bei Ausfluss ist es auch wichtig, die physiologische Scheidenflora wiederherzustellen. Behandlungen mit Joghurt oder mit Vaginalzäpfchen, die Milchsäurebakterien enthalten, können das unterstützen.

Bindehautentzündung

Die Behandlung einer infektiösen Bindehautentzündung bedarf höchster Hygiene, damit die Entzündung nicht auf das gesunde Auge übertragen wird.

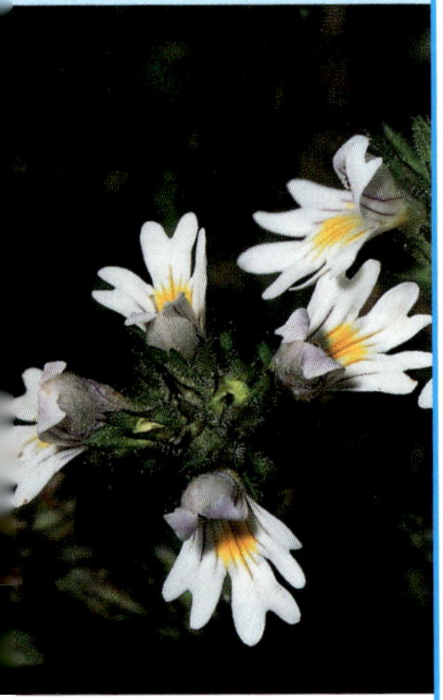

Das Augentrostkraut (Euphrasia officinalis) wird eingesetzt gegen Bindehautentzündung, aber auch gegen allergische Reizungen des Auges bei Heuschnupfen.

Ursachen: Starke Reizung der Augen durch Rauch, Wind oder UV-Strahlung, Reaktion auf Chemikalien (Chlor, Ozon), ungenügend korrigierte Fehlsichtigkeit, ins Auge geratene Fremdkörper.
Symptome: Rötung der Augen mit Juckreiz oder Brennen, verklebte Lidränder, bei starker Ausprägung auch Ausfluss von Eiter.

Heilpflanzen

Bei der Linderung von Bindehautentzündungen helfen Heilpflanzen, die besonders sanft auf das empfindliche Auge wirken. Augentrost ist entzündungshemmend und lässt sich besonders gut bei Bindehautentzündungen anwenden, die durch allergene Substanzen wie z. B. Blütenpollen oder Tierhaare bedingt sind. Fenchelfrüchte enthalten ätherisches Öl, das Wundinfektionen entgegenwirkt. Auch die Kamille ist ein bewährtes Mittel zur Behandlung von Augenentzündungen.

Heilrezepte

Augentrostkraut: 2 TL mit 300 ml Wasser aufgießen, bis zum Siedepunkt erhitzen, 5 Minuten ziehen lassen; ein Taschentuch oder eine Mullbinde mit dem abgekühlten Tee tränken und auf die geschlossenen Augen legen, entspannt liegen und für 10 bis 15 Minuten einwirken lassen.

Augentrostkraut • zerstoßene Fenchelfrüchte: Mischung zu folgenden Anteilen erstellen: 7 EL Augentrostkraut, 3 EL Fenchelfrüchte; 1 TL der Mischung mit 150 ml Wasser als Aufguss zubereiten, 15 Minuten ziehen lassen; morgens und abends die Augen vorsichtig mit der lauwarmen Lösung spülen.

Kamille: Einen Beutel Kamillentee in 150 ml kochendes Wasser geben, 10 Minuten ziehen lassen, warm für 10 bis 15 Minuten auf die geschlossenen Augen legen.

Therapie

- Tees, die zur Behandlung von Augenkrankheiten eingesetzt werden, dürfen nicht abgestanden sein. Deshalb den Tee immer frisch vor der Anwendung zubereiten und zur Sicherheit destilliertes, keimfreies Wasser verwenden.
- Es ist sehr wichtig, dass die für die Auflagen verwendeten Materialien möglichst steril sind. Deshalb bei akuten Entzündungen am besten eine noch verpackte Mullbinde verwenden.
- Vorsicht: Kamille kann unter Umständen auch zu Reizungen führen. Behutsam die eigene Reaktion testen und gegebenenfalls auf die anderen Heiltees umsteigen.
- Verstärkt sich die Entzündung, unbedingt den Arzt aufsuchen.

Wer die Augen vor Reizungen schützt, indem er bei sehr hellen Lichtverhältnissen eine Sonnenbrille trägt, sie mit einer Schwimmbrille vor Chlorwasser bewahrt und beim Arbeiten mit reizenden Stoffen zu einer Schutzbrille greift, trägt auch zur Vermeidung einer Bindehautentzündung bei.

Blähungen

Ursachen: Hastiges Essen, Stress, Bewegungsmangel, verminderte Darmbewegung (Peristaltik) oder verminderte Aufnahmefähigkeit des Darms für die bei der Verdauung entstehenden Gase.
Symptome: Völlegefühl, Bauchschmerzen oder Spannungsgefühl im Bauch, vermehrter Abgang von Darmwinden.

Heilpflanzen

Kümmel, Fenchel und Anis helfen sehr gut gegen Blähungen. Am wirkungsstärksten sind Kümmelfrüchte, die auch Krämpfe lösen und den Magen stärken. Fenchel und der noch mildere Anis sind wohlschmeckend und auch für Kinder geeignet. Auch Korianderfrüchte

Meist werden Blähungen durch Lebensmittel, insbesondere ballaststoffhaltige Nahrungsmittel hervorgerufen, denn die Ballaststoffe werden im Dickdarm durch Bakterien zersetzt, die dabei die blähenden Gase produzieren. Sie sind lästig, aber meist harmlos. Kommen jedoch Bauchschmerzen, Übelkeit und Erbrechen hinzu, sollte ein Arzt aufgesucht werden, um die Ursache abzuklären.

wirken gegen Blähungen. Aufgrund ihres Gewürzcharakters werden sie überwiegend in Kombination mit anderen Pflanzen verwendet. Die Pfefferminze entlastet den Magen nach hastiger und übermäßiger Nahrungsaufnahme und bekämpft die damit verbundenen Beschwerden. Wermutkraut wirkt verlässlich gegen Völlegefühl und Blähungen. Trotz seiner Bitterstoffe schmeckt es sehr angenehm.

Teerezepte

Kümmelfrüchte: Früchte zerstoßen; 1 bis 2 TL für 150 ml Wasser als Aufguss, 5 bis 10 Minuten ziehen lassen, abseihen, täglich 3 Tassen trinken.

Kümmelfrüchte • Fenchelfrüchte: Früchte zerstoßen und eine Mischung aus gleichen Anteilen erstellen; 1 TL für 150 ml Wasser als Aufguss, mehrmals am Tag 1 Tasse trinken; in der Wirkung verstärken sich Kümmel und Fenchel gegenseitig, Fenchel sorgt für die geschmacksverbessernde Note.

Kümmelfrüchte • Fenchelfrüchte • Anisfrüchte • Korianderfrüchte: Früchte zerstoßen und eine Mischung zu gleichen Anteilen erstellen; 1 bis 2 TL der Mischung für 150 ml Wasser als Aufguss, 5 bis 10 Minuten ziehen lassen, täglich 2 bis 3 Tassen trinken.

Pfefferminzblätter: 2 TL für 150 ml Wasser als Aufguss, leicht abkühlen lassen, täglich 2 bis 3 Tassen schluckweise trinken, bevorzugt vor oder nach den Mahlzeiten.

Wermutkraut: 1 TL mit 150 ml Wasser als Aufguss zubereiten und 10 Minuten ziehen lassen, abseihen und vor den Mahlzeiten warm trinken, täglich 2 bis 3 Tassen.

Therapie

- Wärme befreit! Bei Blähungen empfiehlt es sich, eine Wärmflasche für den Unterbauch abends mit ins Bett zu nehmen.
- Einige der gegen Blähungen wirksamen Pflanzen haben Nebenwirkungen: Bei Anis und Fenchel können allergische Reaktionen auftreten (Haut, Atemwege, Darm). Deshalb die Heiltees vorsichtig antesten. Pfefferminze sollte nicht dauerhaft angewendet werden, da sie Verstopfungen bedingen oder den Magen reizen kann.

Blasenentzündung

Ursachen: Bakterielle Infektion der Harnwege, Kälte, Nässe, Immunschwäche.

Symptome: Bei akuter Blasenentzündung (Zystitis) starker Harndrang, häufiges Wasserlassen bei geringer Ausscheidung, Brennen der Harnröhre; in schweren Fällen starke Schmerzen, evtl. Eiter und Blut im Urin (flockige Konsistenz); bisweilen leichtes Fieber.

Heilpflanzen

Klassische Heilpflanzen bei einer Blasenentzündung sind Bärentraube (Blätter) und Goldrute (Blätter und Blüten). Die Bärentraube ist ein Heidekrautgewächs. Ihre Hauptwirkstoffe sind Arbutin und Methylarbutin, die desinfizierend und leicht antibakteriell wirken; ihr hoher Gehalt an Gerbstoffen wirkt reizlindernd. Die Goldrute mit hohen Anteilen an Gerbstoffen und Flavonoiden zeichnet sich durch eine antiseptische und harntreibende Wirkung aus. Gleiches gilt für Wacholderbeeren. Als weitere Heilpflanzen (z. B. für Teemischungen) kommen Quecke, Schafgarbe, Ehrenpreiskraut, Ackerschachtelhalm und Birkenblätter in Frage. Sie verfügen über entzündungshemmende Eigenschaften und wirken schmerzlindernd.

Eine Zystitis wird meist durch Bakterien hervorgerufen, die die Harnröhre hinaufwandern und in der Blase die schmerzhafte Entzündung auslösen. Auch wenn der Gang auf die Toilette schmerzhaft ist, sollten Sie viel trinken, damit die Bakterien aus der Blase und den Harnwegen herausgespült werden und nicht Gelegenheit haben, weiter in die Nieren zu wandern.

Ideale Heikräuter bei Blasenentzündungen sind Bärentraube und Goldrute. Sie wirken desinfizierend, reizlindernd und harntreibend.

Teerezepte

Bärentraubenblätter: 2 TL auf 1 Tasse Wasser als Aufguss, 10 Minuten ziehen lassen, dreimal täglich 1 Tasse trinken. Auch als Kaltauszug möglich: 2 TL in 150 ml Wasser kalt ansetzen, nach 12 Stunden abseihen, erwärmen und dreimal täglich 1 Tasse trinken.

Goldrutenkraut • Bärentraubenblätter: 2 TL auf 1 Tasse Wasser als Aufguss, 10 Minuten ziehen lassen, zwei- bis dreimal täglich 1 Tasse.

Wacholderbeeren • Hauhechelwurzel • Liebstöckelwurzel • Süßholzwurzel: 2 TL auf 1 Tasse Wasser als Aufguss, abkühlen lassen, abseihen und 2 Tassen täglich.

Petersiliensamen: 1 TL für 3 Tassen Wasser als Aufguss, 3 Tassen täglich. Nicht bei Schwangerschaft!

Schafgarbenkraut • Johanniskraut (Mischungsverhältnis 2:1): 1 TL für 1 Tasse Wasser als Aufguss, 10 Minuten ziehen lassen, 1 Tasse abends vor dem Zubettgehen trinken.

Therapie

- Trinken Sie Blasentee etwa zwei Wochen lang mehrmals täglich. Auf jeden Fall einige Tage länger als Sie Beschwerden haben.
- Auch bei Einnahme von Antibiotika kann Blasentee unterstützend helfen. Harnwege werden durchspült, Keime ausgeschwemmt.
- Hilfreich können auch warme Sitzbäder sein oder eine Wärmflasche zwischen den Beinen.
- Halten Sie Ihre Füße immer besonders warm.
- Als harntreibende und entwässernde Gemüsesorten empfehlen sich Spargel und Sellerie.

Blutarmut

Ursachen: Jede Art von Blutverlust (Unfallverletzungen, starke Monatsblutungen bei Frauen, innere Verletzungen); Nierenleiden, Migräne, rheumatische Beschwerden, Wachstumsschübe bei Kindern und Jugendlichen.
Symptome: Gefühl von Müdigkeit, Schwäche; bei Anstrengung rasche Atemnot; bei schwerer Blutarmut Ohnmachtsanfälle.

Heilpflanzen

Bitterstoffe stabilisieren nicht nur die Verdauung, sondern stärken auch den gesamten Organismus. Deshalb werden Pflanzen, die viele Bitterstoffe enthalten, auch bei Blutarmut als wirksames Kräftigungsmittel eingesetzt. Zu diesen Heilpflanzen gehören Bockshornkleesamen, Tausendgüldenkraut, Quendelkraut, Wermut und die herbe, aber wohlschmeckende Kalmuswurzel. Auch Brennnessel und Weißer Taubnessel werden blutbildende Wirkung zugeschrieben. In Kombination mit den genannten Heilpflanzen empfehlen sich auch Hirtentäschelkraut und Ehrenpreiskraut für die Anwendung bei Blutarmut.

Teerezepte

Bockshornkleesamen • Kalmuswurzel • Hirtentäschelkraut • Ehrenpreiskraut: Mischung zu folgenden Anteilen erstellen: 4 EL Bockshornkleesamen, 3 TL Kalmuswurzel, 3 EL Ehrenpreiskraut, 2 EL Hirtentäschelkraut; 2 TL der Mischung für 150 ml Wasser als Aufguss, täglich 3 Tassen zwischen den Mahlzeiten trinken, 4 Wochen lang.

Tausendgüldenkraut • Wermutkraut • Hagebuttenfrüchte: Mischung zu gleichen Anteilen erstellen; 2 TL der Mischung in 150 ml kaltem

Nicht nur Blutverlust, sondern auch eine Störung der Blutbildung – etwa durch einen Eisenmangel oder einen Mangel an Vitamin B12 oder Folsäure – kann zur Blutarmut führen.

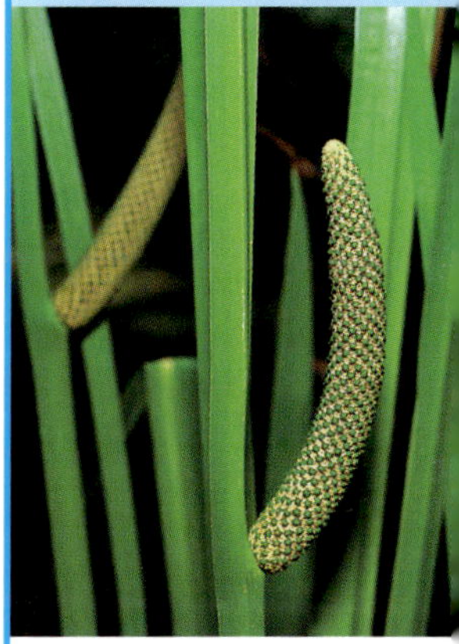

Die wohlschmeckende Kalmuswurzel gehört zu den Pflanzen, die Bitterstoffe enthalten und auch gegen Blutarmut als wertvolles Heilmittel eingesetzt werden.

Bei einer Blutarmut hat der Körper zu wenig rote Blutkörperchen, also zu wenig Hämoglobin. Dieser rote Blutfarbstoff ist aber notwendig, damit in der Lunge Sauerstoff aus der Atemluft aufgenommen werden kann, der dann über das Blut im gesamten Organismus verteilt wird.

Wasser ansetzen, 2 Minuten aufkochen, 10 Minuten ziehen lassen, mit Honig süßen, über den Tag verteilt 2 Tassen schluckweise trinken, 4 bis 6 Wochen lang.

Quendelkraut • Brennnesselblätter: Mischung zu gleichen Anteilen erstellen; 1 TL der Mischung für 150 ml Wasser als Aufguss, täglich 2 Tassen trinken, 4 Wochen lang.

Therapie

- Blutarmut wird nicht immer sofort erkannt, da sie am Anfang für den Betroffenen nicht eindeutig als Krankheit erkennbar ist. Sie gehört aber in jedem Fall ärztlich behandelt. Deshalb sollten Sie einen Arzt aufsuchen, wenn sie sich dauerhaft matt und geschwächt fühlen.
- Die oben genannten Tees dienen als Unterstützung zu ärztlichen Ratschlägen. Wichtig ist, sie wie beschrieben als Kur einzusetzen.
- Wer es süß und fruchtig mag: Erdbeeren, schwarze Johannisbeeren und Sandorn fördern die Blutbildung.
- Auch ein Glas Rotwein hilft bei Blutarmut.

Blutdruck (zu niedriger bzw. erhöhter)

Ursachen: Stress, Nikotinmissbrauch, Übergewicht, chronische Infektionen, Nierenleiden bei Bluthochdruck (Hypertonie); Schilddrüsenunterfunktion, Herzkrankheiten bei niedrigem Blutdruck (Hypotonie); Nierenleiden und hormonelle Störungen bei Hyper- und Hypotonie.

Symptome: Erhöhter Puls, Herzrasen, Kopfschmerzen, Schwindel, Übelkeit, Nasenbluten (Hypertonie); Müdigkeit, morgendliche Antriebsschwäche, kalte Hände und Füße, verminderte Konzentrationsfähigkeit, Ohrensausen (Hypotonie).

Heilpflanzen

Der wohlschmeckende Bärlauch ist eine bei Bluthochdruck bewährte Pflanze, da er für eine Erweiterung der Gefäße sorgt. Gegen niedrigen Blutdruck wirkt Rosmarin: Er verbessert die Durchblutung, bringt den Kreislauf in Schwung und beruhigt die Nerven. Die Mistel kann bei beiden Erkrankungen eingesetzt werden. Bei Hypotonie verbessert sie die Herzleistung, bei Bluthochdruck erweitert sie die Herzkranzgefäße und erhöht die Spannung der Blutgefäße. Als Heilpflanze ist die Mistel schon seit über 200 Jahren bekannt. Sie wird gerne mit Weißdorn kombiniert, der eine leicht blutdruckregulierende Wirkung besitzt.

Nach den Angaben der Hochdruckliga gilt ein Blutdruck von 120 zu 80 mmHg als Idealwert. Die Blutdruckmessung ist unkompliziert und schmerzlos und wird von vielen Apotheken als Service angeboten. Jeder sollte wenigstens einmal jährlich den Blutdruck kontrollieren lassen, damit Entgleisungen, insbesondere nach oben, frühzeitig erkannt werden können.

Teerezepte

Bärlauchkraut: 1 bis 2 TL für 150 ml Wasser als Aufguss, täglich mehrere Tassen trinken; leichter verträglich ist Bärlauch mit Milch: Bärlauchzwiebeln zerschneiden und 2 bis 3 Stunden in warmer Milch ziehen lassen, Milch schluckweise trinken.

Rosmarinkraut: 1 TL für 150 ml Wasser als Aufguss, täglich morgens und mittags 1 Tasse trinken oder als Kur anwenden.

Mistel (bei Bluthochdruck): 2 TL in 150 ml kaltem Wasser ansetzen, 8 Stunden ziehen lassen, den Tee morgens erwärmen und 1 Tasse trinken.

Mistel • Weißdornblüten • Schachtelhalmkraut (bei Bluthochdruck): Mischung zu folgenden Anteilen erstellen: 6 EL Mistel, 4 EL Weißdornblüten, 4 EL Schachtelhalmkraut; 1 TL der Mischung für 150 ml Wasser als Aufguss, 10 Minuten ziehen lassen. morgens und abends je 1 Tasse trinken.

Mistel (bei niedrigem Blutdruck): 1 bis 2 TL in 150 ml kaltem Wasser über Nacht ansetzen, morgens abseihen und kurz erwärmen, täglich 3 Tassen ungesüßt trinken, als Kur 3 Wochen lang anwenden.

Therapie

- Dem Bärlauch in der Wirkung sehr ähnlich ist Knoblauch.
- Ginseng ist eine allgemein stärkende, leistungssteigernde und dabei auch durchblutungsfördernde Pflanze. In Apotheken gibt es Ginseng-Präparate als Mittel gegen Bluthochdruck.
- Entspannungs- und Atemübungen helfen, den Blutdruck zu senken; Ausdauersport und Saunagänge bringen ihn hingegen in Schwung.

Bronchitis

Nicht nur was man trinkt, sondern auch wie viel man trinkt ist entscheidend für die Heilung einer Bronchitis. Je mehr Sie trinken, umso weniger zähflüssig wird der festsitzende Schleim und umso leichter lässt er sich abhusten. Am besten eignen sich warme Getränke.

Ursachen: Bakterien im fest sitzenden Schleim bei durch Erkältungsviren ausgelöstem Husten; Rauchen, Abgase, häufige grippale Infekte.

Symptome: Zunächst brennendes Gefühl im Brustbereich, dann trockener Reizhusten, schließlich lockerer, verschleimter Husten.

Heilpflanzen

Sehr gut gegen trockenen Reizhusten wirkt die stark schleimstoffhaltige Eibischpflanze. Auch Malven weisen einen hohen Anteil an Schleimstoffen auf. Das reizlindernde Isländisch Moos bekämpft zusätzlich Bakterien und empfiehlt sich aufgrund seiner allgemein stärkenden Wirkung für eine langfristige Anwendung. Spitzwegerich hilft doppelt: Er ist reizlindernd und fördert den Auswurf von Schleim. Ähnlich wirkt die Königskerze; man verwendet sie allerdings am besten nach akuten Erkrankungen. Schleimlösend sind außerdem Anis, Thymian und Fenchel. Salbei ist allgemein kräftigend.

Teerezepte

Eibischwurzel • Isländisch Moos • Anisfrüchte • Spitzwegerichkraut: Mischung zu gleichen Anteilen; 2 TL der Mischung für 150 ml Wasser als Aufguss, 20 Minuten ziehen lassen, täglich 3 Tassen heiß trinken.

Malvenblätter • Königskerze • Spitzwegerichkraut • Anisfrüchte: 2 TL 3 Stunden lang in 150 ml Wasser als Kaltauszug ansetzen; zusätzlich 2 TL für 150 ml Wasser als Aufguss zubereiten, 10 Minuten ziehen lassen; beide Tees mischen, mit Honig süßen und täglich 2 bis 3 Tassen warm trinken.

Fenchelfrüchte (zerstoßen) • Spitzwegerichkraut • Süßholzwurzel • Thymiankraut: Mischung zu folgenden Anteilen erstellen: 2 EL Fenchelfrüchte, 5 EL Spitzwegerichkraut, 2 bis 3 EL Süßholzwurzel, 2 EL Thymiankraut; 1 bis 2 TL der Mischung mit 150 ml siedendem Wasser aufgießen, Tasse abgedeckt 10 Minuten ziehen lassen, abseihen, täglich 3 Tassen trinken.

Malvenblüten • Anisfrüchte • Thymiankraut • Lindenblüten: Mischung zu folgenden Anteilen erstellen: 2 TL Malvenblüten, 3 EL Anisfrüchte, 2 EL Thymiankraut, 4 EL Lindenblüten; 2 TL der Mischung für 150 ml Wasser als Aufguss, 10 Minuten ziehen lassen, mehrmals täglich 1 Tasse trinken.

Salbeiblätter: 1 bis 2 TL für 150 ml Wasser, 3 Minuten kochen, abseihen, mehrmals täglich 1 Tasse trinken.

Therapie

- Trinken Sie die Heiltees über den Tag verteilt, das hilft, die Schleimhäute immer feucht zu halten.

Kurieren Sie eine akute Bronchitis immer vollständig aus, denn sonst kann sie chronisch werden oder sich zu einer Lungenentzündung ausweiten. Besonders gefährdet sind hier alte und kranke Menschen, aber auch Raucher.

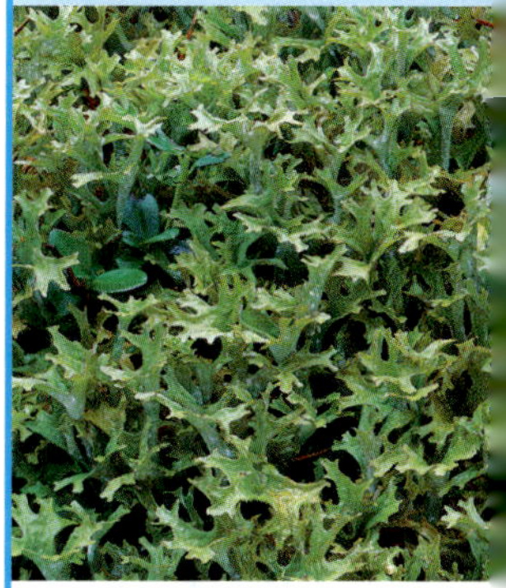

Isländisches Moos, auch Lungenflechte oder Fiebermoos genannt, wird häufig gegen Schleimhautreizungen in Mund und Rachen und den damit verbundenen trockenen Reizhusten eingesetzt.

- Königskerzenblüten wirken auch fiebersenkend, gegen Heiserkeit und bei schleimigem Husten.
- Brustwickel mit Kartoffeln befreien die Bronchien ebenso wie mentholhaltige Salben zum Einreiben oder Inhalieren.
- Frische Luft und Vitamin C stärken die Abwehrkräfte und beugen Erkältungen vor.

Depressive Verstimmungen

Im Gegensatz zu Depressionen sind depressive Verstimmungen vorübergehend. Sie sind häufig von Lebensumständen und von Spannungen im sozialen Umfeld abhängig. Auch in den Wechseljahren können Hormonschwankungen seelische Tiefs auslösen. Entscheidend ist, dass depressive Verstimmungen oft ohne Therapie wieder verschwinden, wenn die Ursache gefunden und beseitigt ist.

Ursachen: Seelische Belastung (Trennung, Verlusterfahrung), körperlicher Erschöpfungszustand, hoher Alkoholkonsum, Schilddrüsenunterfunktion.

Symptome: Freudlosigkeit, Schwermut, Niedergeschlagenheit, Antriebsschwäche, schlechter Appetit, mangelndes sexuelles Interesse, Schlafstörungen, geringes Selbstwertgefühl.

Heilpflanzen

Johanniskraut ist der Klassiker unter den nervenstärkenden Heilpflanzen schlechthin. Man schätzte es schon im antiken Griechenland und im Mittelalter (damals nannte man es »Sonnenschein für die Seele«. Stimmungsaufhellend und antriebsfördernd wirkt Johanniskraut aufgrund seines Inhaltsstoffes Hypericin; außerdem enthält es Gerbstoffe, Glykoside und ätherisches Öl. Bockshornklee wirkt bei Schwäche kräftigend und ist als traditionelle chinesische Medizin ebenfalls Jahrtausende erprobt. Er enthält Saponine, Flavonoide, Schleimstoffe und ätherische Öle. Rosenblüten haben sich zur Kräftigung der Nerven bewährt, Rosmarinblätter wirken gut bei Erschöpfungszuständen. Erfrischend ist die Pfefferminze. Sie wird zwar überwiegend bei Verdauungsproblemen eingesetzt, hat aber auch kräftigenden Einfluss auf das Nervensystem.

Teerezepte

Johanniskraut: 1 bis 2 TL für 150 ml Wasser als Aufguss, 10 Minuten ziehen lassen, täglich 3 Tassen trinken, 4 Wochen lang.

Rosenblüten: 1 TL für 150 ml Wasser als Aufguss, 5 bis 10 Minuten ziehen lassen, täglich 2 Tassen trinken, die letzte nicht spät abends.

Johanniskraut • Pfefferminzblätter • Melissenblätter: Mischung zu folgenden Anteilen erstellen: 2 EL Johanniskraut, 4 EL Pfefferminzblätter, 3 EL Melissenblätter; 2 TL für 150 ml Wasser als Aufguss, täglich 2 Tassen trinken.

Rosmarinblätter • Pfefferminzblätter • Bitterkleeblätter: Mischung zu folgenden Anteilen erstellen: 3 EL Rosmarinblätter, 3 EL Pfefferminzblätter, 4 EL Bitterkleeblätter; 1 TL für 150 ml Wasser als Aufguss, 5 bis 10 Minuten ziehen lassen, mehrere Wochen lang täglich 2 Tassen (nachmittags und abends) trinken.

Bockshornkleesamen • Melissenblätter: 2 TL für 150 ml Wasser als Aufguss, täglich 2 Tassen warm trinken.

Therapie

- Vorsicht: Das im Johanniskraut enthaltene Hypericin macht lichtempfindlich. Deshalb während der Einnahme nicht längere Zeit in der prallen Sonne aufhalten!
- Die antidepressive Wirkung des Johanniskrauts entfaltet sich erst nach zirka vier Wochen. Deshalb führt man mit dieser Pflanze am besten eine Teekur durch, die zwei bis drei Monate dauern sollte.
- Bei depressiven Verstimmungen positiv wirken Licht, Bewegung sowie die Unterstützung durch gute Freunde.

Johanniskraut nannte man schom im Mittelalter »Sonnenschein für die Seele«. Machen Sie eine Teekur über mindestens vier Wochen und die Welt sieht wieder anders aus!

Durchfall

Die häufigste Ursache für Durchfall sind Bakterien und Viren. Meist werden nur die Symptome behandelt, da Durchfall in der Regel in wenigen Tagen vorübergeht. Die wichtigste Maßnahme ist die Zufuhr von Flüssigkeit und Mineralstoffen, damit der Körper nicht austrocknet.

Ursachen: Durch Viren und Bakterien im Darm bedingtes Verbleiben von Wasser und Salzen im Darm; verstärkte Bewegung der Darmmuskulatur.

Symptome: Ungeformter bis flüssiger Stuhl, der häufiger als dreimal täglich auftritt (eventuell mit Schleim, Eiter, Blut), Krämpfe.

Heilpflanzen

Eine breite Palette von gerbstoffhaltigen Pflanzen hilft sehr gut bei minder schweren Fällen von Durchfall. Die Gerbstoffe bewirken eine Kontraktion und Verdichtung der Darmschleimhäute und lindern Entzündungen. Blutwurz, in der Apotheke als Pulver erhältlich, besitzt einen besonders hohen Anteil an Gerbstoffen; sie ist schon seit dem Mittelalter als Heilmittel gegen Durchfall bekannt. Heidelbeeren enthalten wie die Blutwurz zusätzlich zu den Gerbstoffen Farbstoffe, die die Ausbreitung von Bakterien eindämmen, Entzündungen lindern und Giftstoffe unschädlich machen. Für Kinder geeignet sind Brombeerblätter, da sie in der Wirkung besonders mild sind. Gänsefingerkraut wirkt krampflösend, Melisse beruhigend.

Teerezepte

Blutwurz: 1 bis 2 TL in 150 ml Wasser 10 Minuten lang kochen, 10 Minuten ziehen lassen, täglich mehrere Tassen trinken.

Blutwurz • Gänsefingerkraut • Kamillenblüten • Pfefferminzblätter: Mischung zu folgenden Anteilen erstellen: 5 EL Blutwurz, 2 EL Gänsefingerkraut, 2 EL Kamillenblüten, 1 EL Pfefferminzblätter; 1 TL für 150 ml Wasser als Aufguss, 10 Minuten ziehen lassen, täglich mehrere Tassen schluckweise trinken.

Heidelbeeren: Getrocknete Beeren leicht zerdrücken, 1 EL mit 150 ml Wasser übergießen, 10 Minuten lang kochen, abseihen, auf warme Temperatur abkühlen lassen, täglich mehrere Tassen schluckweise trinken.

Brombeerblätter: 1 EL mit 150 ml kochendem Wasser aufgießen, 15 Minuten ziehen lassen, täglich mehrere Tassen trinken; für Kleinkinder 1 TL auf 150 ml Wasser.

Grüner Tee: 1 TL für 150 ml Wasser als Aufguss, 15 Minuten ziehen lassen, mehrere Tassen täglich trinken.

Gänsefingerkraut • Melissenblätter • Pfefferminzblätter: Mischung zu gleichen Anteilen erstellen; 2 TL für 150 ml Wasser als Aufguss, täglich 2 bis 3 Tassen trinken.

Therapie

- Teefasten ist ein bewährtes Mittel gegen Durchfall: Wer in den Anfangstagen der Erkrankung auf Essen verzichtet und nur Tee trinkt, versorgt den Körper mit der nötigen Flüssigkeit und lässt den Organen Zeit, die Erreger zu bekämpfen. Dazu geeignet ist auch grüner Tee, der ebenfalls Gerbstoffe enthält.
- Keine frischen Heidelbeeren für Heiltees verwenden, denn die wirken abführend. Getrocknete Heidelbeeren helfen auch, wenn man sie vor den Mahlzeiten so lange kaut, bis sie im Mund weich geworden sind.
- Salzstangen und Zwieback sind bewährte Nahrungsmittel bei Durchfall. Bananen und bittere Schokolade wirken stopfend.
- Zu vermeiden sind Fett, Gemüse, Alkohol, scharfe Gewürze, Kaffee und kohlensäurehaltige Getränke.

Dauert der Durchfall länger an oder ist er mit hohem Flüssigkeitsverlust und einem Kreislaufkollaps verbunden, muss sofort der Arzt aufgesucht werden, denn nun droht ein akutes Nierenversagen. Gefährdet sind Kleinkinder und ältere Leute.

Ekzeme und Schuppenflechte

Das Ekzem ist eine juckende, nicht ansteckende Hautentzündung. So kann durch allergische Reaktion auf Metalle, insbesondere Nickel, ein Kontaktekzem entstehen und auch Chemikalien oder Sonnenstrahlen können auf der Haut Ekzeme verursachen. Als innere Ursachen für Ekzembildung werden die Neurodermitis, bakterielle Infektionen oder vermehrte Schweißbildung genannt.

Ursachen: Allergien, hautreizende Substanzen (Ekzeme); bei Schuppenflechte (Psoriasis) vermutlich Stress, Schockerlebnisse, Ernährungsfehler, Lebensmittelallergien.

Symptome: Entzündete Hautstellen (Rötung, Bläschenbildung, Nässen), starker Juckreiz bei Ekzemen; bei Psoriasis scharf begrenzte Hautrötungen mit weißen Schuppen (Ellbogen, Knie oder Ganzkörperbefall), Verlauf meist schubweise.

Heilpflanzen

Eichenrinde enthält Gerbstoffe, die die Haut schützen, da sie ein Zusammenziehen des Gewebes bewirken und die erkrankte Stelle somit abdichten. Ekzemheilende Wirkung haben auch Walnussblätter und Stiefmütterchen. Letzteres wird wegen seines hohen Salizylsäuregehalts gern mit anderen Pflanzen kombiniert. Bei Psoriasis wird bevorzugt die Sarsaparillewurzel verwendet. Diese südamerikanische Pflanze hat einen hohen Saponingehalt, wirkt blutreinigend, stoffwechselanregend und fördert die Ausscheidung von Giftstoffen. Die in der Roterle enthaltenen Gerbstoffe helfen, bei einem Psoriasis-Schub die Hautreizung einzudämmen.

Teerezepte

Eichenrinde: Rinde zerkleinern, 2 EL auf 500 ml Wasser, 15 Minuten kochen, abseihen und abkühlen lassen; ein Tuch mit der Flüssigkeit immer wieder neu tränken und auf die entzündeten Stellen legen.

Stiefmütterchen • Walnussblätter: Mischung aus gleichen Anteilen erstellen; 2 TL der Mischung für 150 ml Wasser als Aufguss, 5 Minuten lang kochen, täglich 1 Tasse trinken.

Sarsaparillewurzel: 2 TL mit 150 ml kaltem Wasser übergießen, 10 Stunden ziehen lassen, Tee erwärmen und täglich 3 Tassen über den Tag verteilt trinken.

Roterle (Rinde und Blätter): 1 bis 2 TL für 150 ml Wasser als Aufguss, 10 Minuten ziehen lassen, abseihen, während eines Psoriasis-Schubs täglich 2 Tassen schluckweise trinken.

Therapie

- Kräuterumschläge bei nässenden Ekzemen helfen vor allem in akuten Phasen, da sie nicht nur den Juckreiz lindern, sondern auch Entzündungen hemmen und Hautkrusten erweichen. Die schleimhaltige Malve lässt sich dazu genauso gut verwenden wie die Eibischwurzel.
- Psoriasis-befallener Haut helfen kurze Sonnenbäder, milde UV-Bestrahlung und sorgfältig ausgewählte, fett- und feuchtigkeitshaltige Hautpflegeprodukte sehr gut.
- Um gegen den Schuppenflechte-Auslöser Stress anzugehen, hilft es, genau zu beobachten, welche Faktoren einen Schub auslösen, z. B. Hektik, Überforderung oder enge Räume.

Die Schuppenflechte oder Psoriasis ist eine chronische schuppende Hauterkrankung, die ebenfalls nicht ansteckend ist. Leichte Verlaufsformen werden vom Betroffenen manchmal gar nicht wahrgenommen, während schwere Krankheitsbilder das Leben des Betroffenen massiv einschränken können und wie eine Behinderung empfunden werden.

Erbrechen

Ursachen: Übermäßiges Essen, Nahrungsmittelunverträglichkeit, psychische Erregung, Reiseübelkeit, Infektionskrankheiten, Gleichgewichtsstörungen, Migräne, Vergiftungen (z. B. durch Pilze oder übermäßigen Alkoholgenuss), starker Husten.
Symptome: Druck- und Übersäuerungsgefühl im Magen; durch Zusammenziehen der Magenwände bedingtes Aufsteigen des Mageninhalts in Speiseröhre und Mund; Übelkeit, Schwindel, Schweißausbrüche, meist starker Speichelfluss, würgen.

Heilpflanzen

Einer leichten Magenverstimmung ist gut mit dem Basilienkraut beizukommen, das bei längerfristiger Anwendung eine allgemein kräftigende Wirkung auf den Magen ausübt. Pfefferminze und Kamille schützen den Magen vor Übersäuerung und lindern Brechreiz und Übelkeit. Gleiches gilt für Bitterorange und die Melisse mit ihrer nervenstärkenden Wirkung. Stark schleimstoffhaltige Pflanzen wie Isländisch Moos und Eibischwurzel beruhigen die Schleimhäute, die durch den Austritt des Mageninhalts gereizt wurden.

Teerezepte

Basilienkraut ist auch unter den Namen Basilikum, Josefskräutlein, Herrenkraut, Hirnkraut, Königsbisam und Königskraut sowie Deutscher Pfeffer bekannt. Basilikum existiert in zahlreichen Unterarten, die pharmazeutisch unter dem Namen Herba basilici zusammengefasst werden.

Basilienkraut: Bei akutem Bedarf 1 TL für 150 ml Wasser als Aufguss, 10 bis 15 Minuten ziehen lassen, täglich 1 Tasse trinken; als Kur 1 Woche lang täglich 2 Tassen trinken, nach einer zweiwöchigen Pause von neuem beginnen.

Pfefferminzblätter • Melissenblätter: Mischung zu gleichen Anteilen; 2 TL der Mischung mit 150 ml kochendem Wasser überbrühen, 15 Minuten ziehen lassen, bei Bedarf 1 Tasse schluckweise trinken.

Kamillenblüten: 1 bis 2 TL für 150 ml Wasser als Aufguss, 5 Minuten ziehen lassen, bei akutem Bedarf 1 Tasse schluckweise trinken.

Basilikumblätter • Bitterorangenblätter: Mischung zu gleichen Anteilen erstellen; 1 TL der Mischung für 150 ml Wasser als Aufguss, täglich 3 Tassen schluckweise trinken.

Eibischwurzel: Wurzeln zerkleinern, 1 bis 2 TL für 150 ml Wasser als Aufguss, 15 Minuten ziehen lassen, abseihen, bei akutem Bedarf 1 Tasse schluckweise trinken.

Isländisch Moos: 1 bis 2 TL für 150 ml Wasser als Aufguss, 15 Minuten ziehen lassen, gelegentlich umrühren, abseihen, bei akutem Bedarf 1 Tasse schluckweise trinken.

Therapie

- Bei Erbrechen wird dem Körper viel Flüssigkeit entzogen. Deshalb für ausreichend Nachschub sorgen!
- Kamille empfiehlt sich wegen der magenberuhigenden Wirkung auch zur Einnahme nach dem Erbrechen. Wer dann auch wieder Hunger entwickelt, sollte zuerst Zwieback essen.
- Körperliche Ruhe tut gut, wenn der Magen rebelliert.
- Nach überstandenen Magenbeschwerden hilft ein Spaziergang an der frischen Luft. So kommt der Stoffwechsel wieder in Schwung.

Erbrechen kann viele Ursachen haben, den Beginn einer Schwangerschaft ebenso wie eine bakterielle Infektion oder psychische Störungen, Erkrankungen des Verdauungsapparats oder Vergiftungen durch Pilze, Alkohol oder Medikamente.

Erkältung

Ursachen: Infektion mit Bakterien oder Viren, Auskühlen des Körpers (Kälte, Nässe, Zugluft).
Symptome: Anschwellen der Schleimhäute der Nase mit Schnupfen, Hustenreiz, Kopf- und Gliederschmerzen, leichtes Fieber.

Heilpflanzen

Bei Erkältung sind Heilpflanzen wirksam, die die körpereigenen Abwehrkräfte mobilisieren. Holunder- und Lindenblüten sind die Klassiker unter den erkältungsbekämpfenden Heilpflanzen. Sie sorgen für kräftiges Schwitzen und damit für eine effiziente Ausscheidung der im Körper vorhandenen Gifte. Unter den Pflanzen, die das Immunsystem stärken, wirkt Sonnenhut am besten. Entzündungen lindern Kamille und Ringelblumen, die auch Bakterien bekämpfen und Hustenreiz besänftigen bzw. den Lymphabfluss anregen. Einen allgemein stärkenden Effekt besitzt das Wermutkraut. Melisse und Malve wirken allgemein beruhigend.

Erkältung und Grippe werden oft in einem Atemzug genannt, haben jedoch im Grunde nichts miteinander zu tun. Zwar werden beide in der Regel durch Viren hervorgerufen und auch der Beginn beider Erkrankungen mit Mattigkeit, Gliederschmerzen, Schnupfen und Fieber kann ähnlich sein, dennoch kann eine Grippe nicht ernst genug genommen werden. Verschwinden die Symptome nicht nach drei bis fünf Tagen, sollten Sie einen Arzt aufsuchen.

Teerezepte

Holunderblüten • Lindenblüten: Mischung zu gleichen Anteilen erstellen; 2 TL der Mischung für 150 ml Wasser als Aufguss, mehrmals täglich 1 Tasse trinken, nach Bedarf mit Honig süßen.

Ringelblumenblüten: 1 TL für 150 ml Wasser als Aufguss, 10 Minuten ziehen lassen, täglich 2 bis 3 Tassen trinken.

Sonnenhutwurzel • Wermutkraut • Pfefferminzblätter: Mischung zu gleichen Anteilen erstellen; 2 TL für 150 ml Wasser als Aufguss, 10 Minuten ziehen lassen, 2 Wochen lang täglich 2 Tassen warm schluckweise trinken (vor den Mahlzeiten).

Hagebuttenfrüchte • Lindenblüten • Kamillenblüten • Melissenblätter: Mischung zu folgenden Anteilen erstellen: 4 EL Hagebuttenfrüchte, 2 EL Lindenblüten, 2 EL Kamillenblüten, 2 EL Melissenblätter; 2 TL der Mischung für 150 ml Wasser als Aufguss, Tasse abdecken und 15 Minuten ziehen lassen, täglich mehrere Tassen schluckweise trinken.

Lindenblüten • Kamillenblüten • Malvenblüten: Mischung zu gleichen Anteilen erstellen; 2 TL der Mischung für 150 ml Wasser als Aufguss, täglich 2 bis 3 Tassen trinken.

Therapie

- Leichtes Fieber sollte man nicht sofort bekämpfen, da es dem Körper hilft: Eine erhöhte Körpertemperatur signalisiert, dass der Körper

Krankheitserregern entgegenarbeitet und dass das Immunsystem aktiviert ist.

▸ Honig verbessert nicht nur den Geschmack, sondern wirkt auch desinfizierend und beruhigend.

Fieber

Ursachen: Infektion mit Bakterien oder Viren; extreme körperliche Belastung.

Symptome: Auf über 38,5 Grad Celsius erhöhte Körpertemperatur, Frieren und Schwitzen, Schüttelfrost, erhöhter Puls, schnelle Atmung, gerötetes Gesicht, häufig Kopf- und Gliederschmerzen.

Fieber ist keine selbstständige Erkrankung, sondern eine Reaktion des Körpers auf äußere oder innere Einflüsse. Das können Infektionen ebenso sein wie beispielsweise eine Binddarmentzündung. Je nach Höhe des Fiebers unterscheidet man drei Arten: subfebril mit Temperaturen unter 38 Grad Celsius, mäßiges Fieber bis 38,5 Grad Celsius sowie hohes Fieber über 39 Grad Celsius. Exakt erfolgt eine Fiebermessung immer rektal.

Heilpflanzen

Schon vor einigen Jahrhunderten wurde festgestellt, dass Pflanzen, die Salizylsäure enthalten, gegen Fieber besonders wirksam sind. Die Pflanze mit dem größten Säuregehalt ist die Weidenrinde. Sie sorgt außerdem für eine vermehrte Schweißproduktion und lindert Schmerzen. Gleiches gilt in etwas milderer Form für Mädesüß. Besonders schweißtreibend wirken Linden- und Holunderblüten. Thymian empfiehlt sich zur Fieberbehandlung aufgrund der antibiotischen Wirkung seines ätherischen Öls. Die Kamille und die saponinhaltige Schlüsselblume wirken entzündungshemmend. Die wohlschmeckende Hagebutte mit ihrem hohen Vitamin-C-Gehalt hilft, das bei Fieber im Körper rasch abgebaute Vitamin zu ersetzen.

Teerezepte

Weidenrinde • Holunderblüten: Mischung zu gleichen Anteilen erstellen; 2 TL für 150 ml Wasser als Aufguss, 10 Minuten ziehen lassen, täglich 2 bis 3 Tassen trinken.

Frösteln und Schüttelfrost sind Anzeichen dafür, dass das Fieber steigt. Wenn es sinkt, merkt man das an ausgiebigem Schwitzen, das zum Teil mit hohem Flüssigkeitsverlust verbunden sein kann. Dann heißt es Flüssigkeit und Mineralien, die mit dem Schweiß ausgeschwemmt werden, schnellstmöglich wieder zu ersetzen.

Mädesüßkraut • Schlüsselblumenblüten • Holunderblüten • Lindenblüten: Mischung zu gleichen Anteilen erstellen; 2 TL der Mischung für 150 ml Wasser als Aufguss, 10 Minuten ziehen lassen, 3 bis 4 Tassen täglich trinken.

Thymiankraut • Kamillenblüten • Lindenblüten : Mischung zu gleichen Anteilen erstellen; aus 1 TL der Mischung mit 150 ml Wasser einen Aufguss zubereiten, 5 Minuten ziehen lassen, abseihen, Tee warm bis heiß trinken.

Hagebutten: Früchte zerkleinern, 1 TL mit 150 ml siedendem Wasser aufgießen, Tasse abdecken und den Tee 8 Minuten ziehen lassen, mehrmals täglich 1 Tasse trinken, nach Bedarf mit Honig süßen.

Therapie

- Aufgrund ihres Säuregehalts können Weidenrinde und Mädesüßkraut den Magen leicht reizen. Heiltees mit diesen Pflanzen sollte man deshalb vorsorglich auf vollen Magen nach den Mahlzeiten trinken.
- Bei erhöhter Körpertemperatur verbraucht der Körper durch das Schwitzen mehr Flüssigkeit. Wer Fieber hat, sollte deshalb besonders viel trinken.
- Der durstlöschende Hagebuttentee ist ein guter Ausgleich zu schweißtreibenden Tees.
- Kalte Wadenwickel helfen, dem Körper Wärme zu entziehen und Fieber zu senken. Strenge Bettruhe fördert ebenfalls eine raschere Genesung.
- Frische Himbeeren enthalten sehr viele natürliche Heilstoffe, von Vitaminen bis zu Mineralstoffen (Elektrolyte!). Sie helfen bei Fieber als Saft oder pur.

Gallenblasenleiden

Ursachen: Bildung von Cholesterinsteinen wegen einer zu großen Menge Cholesterin in der Galle (Gallensteine); Gallenblasenentzündung (bei Festsetzen der Steinchen in den Gallenkanälchen).
Symptome: Aufstoßen, Blähungen, Übelkeit bei Gallensteinen; Schmerzen im rechten Oberbauch bei Entzündungen; Fieber, Erbrechen, starke Verdauungsprobleme.

Heilpflanzen

Bei Gallenblasenleiden ist zu beachten, dass der Einsatz von Heilpflanzen grundsätzlich erst nach Abklingen einer Entzündung und in Absprache mit einem Arzt erfolgen darf. Erdrauchkraut sorgt für einen ausgewogenen Abfluss von Gallensaft und wirkt gegen Oberbauchschmerzen und Übelkeit. Gelbwurz wirkt der Steinbildung entgegen, indem sie die Bildung von Gallensaft fördert und den Cholesterinspiegel senkt. Auch Odermennigkraut hilft bei Steinen und Gallenblasenleiden. Mariendistelkraut und Löwenzahn fördern die Aktivität der Gallenblase, die Pfefferminze wirkt gegen Übelkeit und Brechreiz. Hilfreich sind außerdem bitterstoffhaltige Pflanzen wie Wermut, Andornkraut, Kümmel oder Wermut, die die Verdauung positiv beeinflussen und Blähungen lindern.

Teerezepte

Erdrauchkraut: 2 TL für 150 ml Wasser als Aufguss, 10 Minuten ziehen lassen, täglich 2 bis 3 Tassen trinken.

Löwenzahnwurzeln und -kraut • Javanische Gelbwurz: Mischung zu gleichen Anteilen erstellen; 1 TL der Mischung für 150 ml Wasser als Aufguss, 15 Minuten ziehen lassen, lauwarm trinken.

Eine ausgewogene, ballaststoffreiche und cholesterinarme Ernährung ist der beste Schutz vor Gallensteinen. Bei anhaltenden Beschwerden ist die chirurgische Entfernung der Gallenblase immer noch die Therapie der Wahl, da die Anzahl der Wiedererkrankungen bei allen nichtchirurgischen Behandlungsarten bei 30 bis 50 Prozent innerhalb der folgenden fünf Jahre liegt.

Fünf »F« kennzeichnen im englischen Sprachgebrauch denjenigen Personenkreis, der besonders häufig von Gallensteinen betroffen ist: Female (weiblich), fertile (mehrere Kinder) forty (über 40 Jahre), fat (fett), fair (hellhäutig). Frauen mit diesen Merkmalen scheinen besonders häufig behandelt zu werden. Allerdings verursachen rund 75 Prozent der Gallensteine keine Beschwerden.

Löwenzahnwurzel und -kraut • Javanische Gelbwurz • Mariendistelfrüchte • Pfefferminzfrüchte • Kümmelfrüchte: Mischung zu folgenden Anteilen erstellen: 1 bis 2 EL Löwenzahn, 2 EL Gelbwurz, 2 EL Mariendistel, 2 EL Pfefferminze, 1 EL Kümmel; 1 EL der Mischung für 150 ml Wasser als Aufguss, 10 Minuten ziehen lassen, täglich 3 bis 4 Tassen 30 Minuten vor den Mahlzeiten trinken; Tee immer frisch zubereiten!

Erdrauchkraut • Pfefferminzblätter • Andornkraut (weiß) • Löwenzahnwurzel: Mischung zu gleichen Anteilen erstellen; 1 TL der Mischung für 150 ml Wasser als Aufguss, 10 Minuten ziehen lassen, täglich 1 bis 2 Tassen trinken.

Odermennigkraut • Wermutkraut: Mischung zu folgenden Anteilen erstellen: 4 EL Odermennigkraut, 2 EL Wermut; 2 Minuten ziehen lassen, heißen Tee schluckweise trinken. Vorsicht: Schmeckt bitter!

Therapie

- Ein Hausmittel bei nicht akuten Gallenblasenleiden ist Rettichsaft.
- Richtige Ernährung kann helfen: Vollwertkost, die wenig Fett enthält, über den Tag verteilt in kleinen Portionen essen.

Gicht

Ursachen: Stoffwechselschwäche (Harnsäureüberproduktion); erbliche Faktoren, geringe Flüssigkeitszufuhr, unvorteilhafte Ernährung, chronische Entzündungen (Rachen-, Nebenhöhlenbereich, Zähne).
Symptome: Schwellungen und Rötungen der Gelenke, pochende Gelenkschmerzen (chronisch oder akut), mangelnde Beweglichkeit, Entstehung von kleinen Knoten (Gichtknoten), Verformung oder Versteifung der Gelenke, Schmerzen bei der Gelenkbelastung.

Heilpflanzen

Bei chronischem Krankheitsverlauf wirksam einzusetzen sind Heilpflanzen, die Entzündungen lindern und Stoffwechselschlacken aus dem Gewebe entfernen. Die harntreibende Brennnessel ist ein besonders wirksames Mittel zur Blutreinigung und Entschlackung. Auch Bohnenschalen – die Hülsen weißer Bohnensamen – wirken stark harntreibend. Schafgarbe und Birkenblätter regen den Stoffwechsel an und bekämpfen Entzündungen. Wacholder ist ein Klassiker der entwässernden Früchte. Das Gänseblümchen ist eine stoffwechselfördernde Pflanze. Weidenrinde und Mädesüß wirken schmerzlindernd, da sie die gärungshemmende Salizylsäure enthalten. Die Kieselsäure des Heidekrauts fördert den Aufbau von geschädigtem Gewebe.

Gicht galt in alter Zeit als Krankheit der Wohlhabenden – doch das nur, weil sie das Geld hatten, regelmäßig Fleisch und Alkohol in ihre Ernährung einzubauen. Auch heute noch ist Gicht eine Erkrankung, die verknüpft ist mit fleischreichen Mahlzeiten und regelmäßigem Alkoholkonsum. Insbesondere Bier enthält reichlich Purine, die ebenfalls Auslöser für Gichtanfälle sind. Männer sind häufiger betroffen als Frauen.

Teerezepte

Brennnesselkraut: 2 EL in 150 ml Wasser 5 Minuten lang aufkochen, täglich 2 Tassen trinken.

Birkenblätter: 1 bis 2 TL für 150 ml Wasser als Aufguss, Tasse abdecken und 10 Minuten ziehen lassen, täglich 2 bis 3 Tassen ungesüßt trinken.

Gänseblümchen (Blüten und Blätter): 2 TL für 150 ml Wasser als Aufguss, Tasse abdecken, 10 bis 15 Minuten ziehen lassen, auf lauwarme Temperatur abkühlen lassen und täglich 2 Tassen ungesüßt trinken.

Bohnenschalen • Weidenrinde • Schafgarbenkraut • Mädesüßblüten • Heidekraut: Mischung zu folgenden Anteilen erstellen: 3 TL Bohnenschalen, 3 TL Weidenrinde, 1 TL Schafgarbenkraut, 1 EL Mädesüßblüten 1 TL Heidekraut; 2 EL der Mischung in 450 ml Wasser kochen, bis sich die Flüssigkeitsmenge auf 300 ml reduziert, morgens und abends 1 Tasse trinken.

Wacholderfrüchte: 1 TL für 150 ml Wasser als Aufguss, abseihen und 2 Tassen täglich trinken (morgens und abends).

Therapie

- Teekuren wirken besonders effektiv auf den Stoffwechsel. Dabei ist es wichtig, über ein bis zwei Monate einen ausgewählten Tee zu trinken und dann ein halbes Jahr Pause einzulegen. Wacholder sollte man nur vier Wochen lang anwenden.
- Auch zusätzliche Flüssigkeitszufuhr ist wichtig (Mineralwasser), damit viel Harnsäure ausgeschieden wird.
- Schmerzende Gelenke erholen sich besser, wenn sie hochgelagert und bandagiert werden.

Gliederschmerzen

Gliederschmerzen – schwere Arme und Beine – können bei jeder Infektion vorkommen, gelten aber insbesondere als wichtiges Merkmal eines grippalen Infekts beziehungsweise einer Erkältung.

Ursachen: Grippaler Infekt, entzündliche Prozesse, rheumatische Beschwerden, Arthrose, Gicht.
Symptome: Ziehen und Schmerzen in den Gliedmaßen, Gelenkschmerzen, Fieber.

Heilpflanzen

Gegen Gliederschmerzen helfen neben Erkältungstees im speziellen auch die sehr bitter schmeckende Chinarinde (aus Südamerika, nicht aus China), die fiebersenkende Weidenrinde sowie eine Mischung aus Wermutkraut und Wasserdost. Frauenmantelkraut verschafft nicht nur bei Frauenleiden Erleichterung, sondern auch bei Muskel- und Gelenkschmerzen.

Teerezepte

Chinarinde: 1 TL für 150 ml Wasser als Aufguss, 10 Minuten ziehen lassen, 2 Tassen täglich vor den Mahlzeiten trinken, 3 Tage lang; nicht in der Schwangerschaft und bei Chinin-Unverträglichkeit anwenden.

Weidenrinde • Holunderblüten: 2 TL der Mischung für 150 ml Wasser als Aufguss, 10 Minuten ziehen lassen, 2 bis 3 Tassen täglich trinken.

Wermutkraut • Wasserdostkraut: 2 TL der Mischung für 150 ml Wasser als Aufguss, 10 Minuten ziehen lassen, 2 bis 3 Tassen täglich trinken.

Frauenmantelkraut: 1 TL für 150 ml Wasser als Aufguss, 5 Minuten ziehen lassen, 2 bis 3 Tassen täglich trinken; nicht in der Schwangerschaft.

Therapie

- Viel Flüssigkeit: Trinken Sie viel, um den Flüssigkeitsverlust beim grippalen Infekt auszugleichen, z. B. Heiltees oder verdünnte Säfte.
- Viele Vitamine: Nehmen Sie besonders viele Vitamine zu sich, am besten in Form von Obst oder frisch gepressten Obstsäften. Besonders wirksam: Frisch gepresster Zitronen- und Orangensaft im Verhältnis 1:1. Holunderbeeren und Sanddorn sind besonders reich an Vitamin C.
- Die Enzyme aus Ananas und Papaya helfen dem Körper bei der Entgiftung und beim Abbau von Entzündungsstoffen.
- Viel frische Luft: Lüften Sie Ihr Zimmer häufiger als sonst und gehen Sie einmal eine Runde um den Block. Frische Luft tut Ihrem Körper bei Gliederschmerzen besonders gut.
- Verzichten Sie ein paar Tage auf das Rauchen.

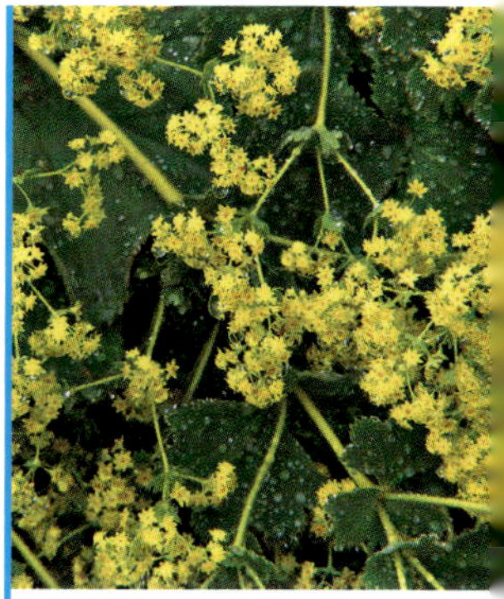

Frauenmantel wird hauptsächlich gegen Frauenleiden eingesetzt, hat sich aber auch bei Muskel- und Gliederschmerzen und auch gegen Durchfall sehr gut bewährt. Im Volksmund wird das Gewächs gelegentlich auch Muttergottesmantel genannt.

Grippaler Infekt

Was landläufig Grippe genannt wird, hat mit der echten Grippe die Symptome gemein. Im Gegensatz zu dieser kann der grippale Infekt jedoch gut mit Hausmitteln und Heiltees behandelt werden.

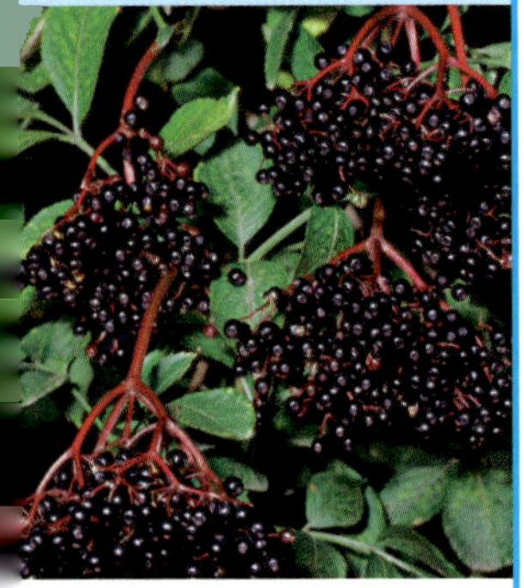

Nicht nur Holunderblüten haben sich gegen grippale Infekte bewährt, auch der wohlschmeckende, Vitamin-C-reiche Holundersaft aus Beeren findet hier seine Anwendung.

Ursachen: Virusinfektion; Schwächung des Organismus durch dauerhafte Anstrengung oder chronische Krankheitserreger.
Symptome: Gefühl von Erschöpfung, Schnupfen, Husten, Hals-, Kopf- und Gliederschmerzen, oft erhöhte Temperatur (ab 37,5 Grad Celsius).

Heilpflanzen

Schwitzen hilft dem Körper, Giftstoffe auszuscheiden. Stark schweißtreibend ist der flavonoidhaltige Holunder. Er bringt zudem das Immunsystem auf Trab und lässt sich gut mit den wirkverwandten Lindenblüten verwenden (siehe Seite 87, Erkältung). Infektbedingte Kopf- und Gliederschmerzen lindern Mädesüß und Weidenrinde. Diese Pflanzen enthalten Salizylsäure und wirken schweißtreibend, schmerzlindernd und fiebersenkend. Saponine lösen festsitzenden Schleim und wirken so gegen Husten. Pflanzen, die diese Stoffe enthalten, sind Bibernellwurzel und Schlüsselblume. Hagebutten versorgen den Körper mit Vitamin C, Brombeerblätter lindern Halsentzündungen.

Teerezepte

Holunderblüten: 2 TL für 150 ml Wasser als Aufguss, Tasse abdecken und 10 Minuten ziehen lassen, abseihen, täglich mehrere Tassen möglichst heiß trinken; bei Bedarf mit Honig süßen, wirkt desinfizierend.

Holunderblüten • Lindenblüten • Weidenrinde • Hagebutten • Brombeerblätter, Kamillenblüten • Hibiskusblüten: Mischung zu folgenden Anteilen erstellen: je 3 EL Holunder-, Linden-, Kamillenblüten, 4 EL Hagebutte, 2 EL Weidenrinde, 2 EL Brombeere, 1 EL Hibiskus; 1 bis 2 TL der Mischung für 150 ml Wasser als Aufguss, 10 Minuten ziehen lassen, abseihen, mehrmals täglich 1 Tasse trinken.

Schlüsselblumenblüten • Holunderblüten • Lindenblüten • Mädesüßkraut: Mischung zu gleichen Anteilen erstellen; 2 TL für 150 ml Wasser als Aufguss, 10 Minuten ziehen lassen, abseihen, über den Tag verteilt 4 Tassen trinken.

Bibernellwurzel: 1 bis 2 TL für 150 ml Wasser als Aufguss, 10 Minuten ziehen lassen, abseihen, den Tee möglichst heiß trinken.

Holunderblüten • Weidenrinde • Malvenblüten • Thymiankraut: Mischung zu folgenden Anteilen erstellen: 5 EL Holunder, 4 EL Weidenrinde, 1 EL Malvenblüten, 4 EL Thymiankraut; 1 EL der Mischung mit 150 ml siedendem Wasser aufgießen, 10 Minuten ziehen lassen, täglich mehrere Tassen möglichst heiß trinken; den Tee immer frisch zubereiten!

Therapie

- Die zuletzt genannte Mischung ist ein »Infektallrounder«: Thymian tötet Krankheitserreger, die Malve versorgt entzündete Atemwege mit Schleim, Weidenrinde vertreibt Fieber und Schmerzen und Holunder macht die körpereigene Abwehr wieder fit.
- Bettruhe unter warmen Decken und viel Schlaf unterstützen die Heilung. Man sollte sein Schlafzimmer zur intensiven Sauerstoffzufuhr allerdings immer gut lüften.

Halsschmerzen

Ursachen: Infektion mit Viren oder Bakterien; Entzündung der Schleimhäute im Halsbereich bei Erkältung.
Symptome: Kratzen oder Brennen in Hals und Rachen, Heiserkeit, häufig Schluckbeschwerden und Schmerzen beim Sprechen.

Bettruhe war früher die erste Maßnahme, wenn sich jemand nicht wohl gefühlt hat oder eine Krankheit im Anzug war. Inzwischen ist diese wohltuende Art der Therapie etwas in Vergessenheit geraten, doch nach wie vor sind Ruhe und Schlaf die besten Heilmittel bei leichteren Infekten, denn dann kann die Immunabwehr zu Höchstleistungen auflaufen.

Entzündungen im Hals können sowohl von Viren als auch von Bakterien hervorgerufen werden. Sind die Halsschleimhäute hochrot, deutet das auf einen Virenbefall hin, eitrige Beläge von Schleimhäuten und Mandeln sprechen eher für eine bakterielle Infektion. Antibiotika sind – wenn überhaupt – nur im letzten Fall hilfreich, denn Viren werden von diesen Medikamenten nicht beeinträchtigt.

Heilpflanzen

Bei einer akuten Halsentzündung helfen stark schleimstoffhaltige Pflanzen wie Eibischwurzel und Malve, da diese reizlindernde Wirkung haben. Stark entzündungshemmend ist neben der Kamille auch die Schafgarbe. Salbei sorgt für eine schützende Kontraktion des entzündeten Gewebes und wirkt aufgrund seines ätherischen Öls antibakteriell. Auch die in Heidelbeere, Brombeere und Blutwurz enthaltenen Gerbstoffe machen die Schleimhäute durch Zusammenziehen widerstandsfähiger und verhindern die Ausbreitung von Bakterien.

Teerezepte

Eibischwurzel • **Malve** (Blätter und Blüten) • **Brombeerblätter:** Mischung zu folgenden Anteilen erstellen: 1 bis 2 EL Eibischwurzel, 2 EL Malve, 2 EL Brombeerblätter; 1 bis 2 TL der Mischung für 150 ml Wasser als Abkochung, täglich 2 Tassen trinken; gleichzeitig die Abkochung auch zum Spülen und Gurgeln verwenden.

Salbeiblätter: 1 bis 2 TL für 150 ml Wasser als Aufguss, 10 Minuten ziehen lassen, abseihen, täglich 3 bis 4 Tassen heiß und ungesüßt trinken.

Salbeiblätter • **Kamillenblüten:** Mischung zu gleichen Anteilen erstellen; 2 TL für 150 ml Wasser als Aufguss, auf warme Temperatur abkühlen lassen, alle 2 Stunden mit dem Tee gurgeln.

Schafgarbe: 2 TL auf 150 ml Wasser als Aufguss, 15 Minuten ziehen lassen, mit dem warmen Tee alle 2 Stunden gurgeln.

Eibischwurzel • **Blutwurz** • **Bibernellwurzel:** Mischung zu gleichen Anteilen erstellen; 2 TL der Mischung in 150 ml Wasser 10 Minuten kochen lassen, täglich mehrmals mit dem Tee spülen.

Salbeiblätter • Kamillenblüten • Bibernellwurzel: Mischung zu gleichen Anteilen erstellen; 2 TL der Mischung für 150 ml Wasser als Aufguss, alle 2 Stunden mit dem Tee spülen und gurgeln.

Therapie

- Tees, die Halsschmerzen lindern, sollte man am besten 15 Minuten ziehen lassen.
- Das Spülen und Gurgeln mit schleimstoffhaltigen Tees ist deshalb so wirksam, weil dabei die entzündeten Schleimhäute mit einer Art Schutzschicht überzogen werden.
- Kalte Quark- oder Zwiebelwickel sind ein altbewährtes Hausmittel gegen Halsschmerzen. In Maßen genossen lindert auch Speiseeis die Beschwerden.
- Frisches Obst sorgt für eine gute Zufuhr an entzündungslinderndem Vitamin C.
- Halsschmerzen verschlimmern sich in schlecht gelüfteten, verrauchten Räumen oder wenn man selbst zur Zigarette greift.

Kalte Füße senken auch die Temperatur in Kopf und Hals – ein Freudenfest für Bakterien, denn nun können sie Hochzeit feiern und sich richtig gut vermehren. Wichtigste vorbeugende Maßnahme ist es daher, die Füße warm zu halten und auch die oberen Körperbereiche mit Mützen und Schals vor Auskühlung zu bewahren.

Hämorrhoidalleiden

Ursachen: Chronische Verstopfung, Missbrauch von Abführmitteln, Übergewicht, zu wenig Bewegung.
Symptome: Starke Schmerzen bei der Darmentleerung; Juckreiz, Druckgefühl oder Brennen am Darmausgang, Austreten von Blut am After, Nässen, Wundsein.

Heilpflanzen

Gerbstoffhaltige Pflanzen lindern Hämorrhoidalleiden aufgrund ihrer gefäßverändernden Wirkung: Hamamelis und Eichenrinde sorgen dafür, dass sich die Gefäße schützend zusammenziehen und haben

Um es platt auszudrücken: Hämorrhoiden sind Krampfadern im Darm, genauer gesagt am Übergang vom Mastdarm zum Enddarm. Jedoch auch in den Venen der Aftergegend können sich Blutgerinnsel und Blutergüsse bilden. Auch hier spricht der Volksmund von Hämorrhoiden, der Arzt allerdings nennt derartige venöse Veränderungen Perianalthrombosen.

außerdem blutreinigende bzw. entzündungslindernde Kraft. Die Mäusedornwurzel kräftigt die Blutgefäße, bringt entzündete Hämorrhoidalknoten zum Abschwellen und stoppt Blutungen. Die Rosskastanie mit ihrem saponinähnlichen Inhaltsstoff Aescin sowie Steinklee bewirken eine Verengung und damit eine verminderte Durchlässigkeit der Kapillargefäße. Bei Hämorrhoidalleiden helfen außerdem verdauungsfördernde Pflanzen wie Kalmus, Fenchel, Faulbaumrinde oder der leicht abführende Schlehdorn. Kamille, Schafgarbe, Ringelblumen und Fenchel lindern Entzündungen.

Teerezepte

Mäusedornwurzel: 1 EL für 150 ml Wasser als Abkochung, abseihen und abkühlen lassen, ein sauberes Tuch mit der Flüssigkeit tränken und täglich dreimal 15 Minuten lang auflegen.

Eichenrinde: 500 Gramm in 2 Liter Wasser so lange kochen, bis 1 Liter Sud übrig bleibt, Flüssigkeit auf lauwarme Temperatur abkühlen lassen und als Sitzbad verwenden.

Hamamelisblätter • Rosskastanienblüten • Steinkleekraut • Schlehdornblüten • Ringelblumenblüten • Schafgarbenblüten • Hirtentäschelkraut: Mischung zu folgenden Anteilen erstellen: 2 EL Hamamelis, 4 EL Rosskastanie, 4 EL Steinklee, 2 EL Schlehdorn, 2 EL Ringelblumen, 3 EL Schafgarbe, 2 EL Hirtentäschel; 1 TL der Mischung in 150 ml Wasser aufbrühen, 5 bis 10 Minuten ziehen lassen, auf warme Temperatur abkühlen lassen, täglich 1 Tasse trinken, 2 bis 3 Wochen lang.

Kalmuswurzel • Fenchelfrüchte • Faulbaumrinde • Kamillenblüten: Mischung zu gleichen Anteilen erstellen; 1 bis 2 TL der Mischung für

150 ml Wasser als Aufguss, 10 Minuten ziehen lassen, mehrere Wochen lang täglich 2 Tassen trinken (morgens und abends).

Therapie

- Kalte Waschungen lindern akute Schmerzen nach der Darmentleerung, sorgen für ein Zusammenziehen der Blutgefäße und vertreiben Bakterien. Wer kein Bidet besitzt, kann den Duschkopf zu Hilfe nehmen.
- Ballaststoffreiche Kost und reichlich Flüssigkeitszufuhr erleichtern die Darmentleerung.
- Bei einer sitzenden Berufstätigkeit helfen spezielle Sitzkissen und ein gelegentlicher Spaziergang.

Heiserkeit

Ursachen: Entzündung der Stimmlippen durch Infektion oder Überanstrengung; Verletzungen des Kehlkopfs, Wucherungen an Kehlkopf oder Stimmlippen, falscher Stimmgebrauch; psychische Belastung.
Symptome: Schmerzender Rachen, raue Stimme, Schwäche oder Versagen der Stimme.

Heiserkeit entsteht, wenn die Stimmbänder so entzündet sind, dass sie nicht mehr frei schwingen können. Häufigste Ursachen sind Erkältungen, Überanstrengung der Stimme, Kehlkopfentzündung und Rauchen. Trockene Raumluft schadet den Stimmbändern ebenfalls.

Heilpflanzen

Gegen Heiserkeit wirksam ist eine Reihe von Heilpflanzen, die in verschiedenster Weise Entzündungen lindern. An erster Stelle steht die antibakteriell wirkende, beruhigende Kamille. Milder sind Brombeerblätter, deren Gerbstoffe für eine Gewebekontraktion sorgen und damit entzündete Bereiche schonen. Gleiche Wirkung hat Salbei, der durch einen besonders hohen Anteil an ätherischen Ölen allgemein kräftigt. Tormentillrot ist ein dem Blutwurz eigener Stoff, der die Weiterverbreitung von Bakterien verhindert. Als gemäßigt schleim-

»Klappe halten«, das ist zwar salopp gesagt, aber dennoch der beste Rat, den man bei Heiserkeit erteilen kann, denn das Flüstern strengt die Stimmbänder noch viel mehr an als normales Reden.

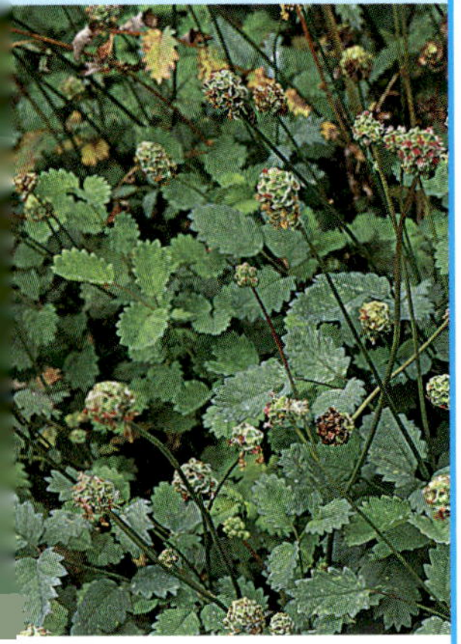

Zubereitungen aus der Bibernellwurzel unterstützen die Behandlung von Erkrankungen der oberen Atemwege wie Heiserkeit, Hals- und Kehlkopfentzündung, aber auch Husten.

lösendes Mittel ist die Bibernellwurzel bei Rachenentzündungen erprobt. Die Schleimstoffe der Eibischwurzel bilden eine schützende Schleimschicht im Hals.

Teerezepte

Kamillenblüten: 1 TL für 150 ml Wasser als Aufguss, Tasse abdecken und 10 Minuten ziehen lassen, abseihen, täglich 3 bis 4 Tassen schluckweise möglichst heiß und ungesüßt trinken.

Kamillenblüten • Salbeiblätter: 2 TL für 150 ml Wasser als Aufguss, 15 Minuten ziehen lassen, auf warme Temperatur abkühlen lassen, alle 2 Stunden gurgeln.

Brombeerblätter: 1 bis 2 TL für 150 ml Wasser als Aufguss, 10 Minuten ziehen lassen, abseihen, mit dem warmen Tee gurgeln.

Kamillenblüten • Salbeiblätter • Bibernellwurzel: Mischung zu gleichen Anteilen erstellen; 2 TL für 150 ml Wasser als Aufguss, mit dem Tee alle 2 Stunden spülen und gurgeln.

Bibernellwurzel • Blutwurz • Eibischwurzel: Mischung zu gleichen Anteilen erstellen; 2 TL der Mischung mit 150 ml Wasser übergießen, 10 Minuten lang kochen, mit dem Tee mehrmals täglich gurgeln.

Bibernellwurzel: Wurzeln zerkleinern, 2 TL für 150 ml Wasser als Abkochung, mit dem Tee mehrmals täglich gurgeln.

Therapie

- Wenn man viel sprechen oder singen muss, lässt sich Bibernellwurzel-Tee auch gut als vorbeugende Maßnahme einsetzen.

- Reichlich Flüssigkeitszufuhr hilft dem entzündeten Hals (jedoch nicht in Form von schwarzem Tee, Kaffee und Alkohol).
- Nikotin, ob passiv oder aktiv eingeatmet, schadet dem kranken Hals.
- Wer die Stimmbänder beruflich häufig einsetzen muss, kann Halsschmerzen durch Sprechschulungen und Sprechübungen vorbeugen. Anderen hilft es, die Stimme zu schonen und wenig zu sprechen.

Herzjagen

Ursachen: Bewegungs- und Schlafmangel, Stress, Übergewicht, Angst- und Schockzustände.
Symptome: Mehr als 100 Herzschläge pro Minute; erhöhter Puls, Atemnot, Schweißausbrüche.

Herzjagen kann sehr unterschiedliche Ursachen haben. Tritt es häufiger auf, sollte auf jeden Fall die Schilddrüsenfunktion überprüft werden. Hormonelle Schwankungen dürften in vielen Fällen auch für Herzrasen bei Frauen in den Wechseljahren die Auslöser sein. Auch wenn meist harmlos, sollte immer wieder auftretendes Herzrasen von einem Arzt begutachtet werden.

Heilpflanzen

Bei nervösen Herzbeschwerden helfen Pflanzen mit einer das gesamte Nervensystem beruhigenden Wirkung. Neben dem seelisch ausgleichenden und Unruhezustände dämpfenden Johanniskraut empfehlen sich Baldrianwurzel und Melissenblätter, da die beiden Kräuter auch Krämpfe lindern und Schlafstörungen beseitigen. Krampflösend und beruhigend wirkt auch die Wein- oder Gartenraute. Herzgespannkraut findet vor allem längerfristig bei funktionell-vegetativen Herzbeschwerden Anwendung. Zur Behandlung von Herzjagen werden schließlich bitterstoffhaltige Pflanzen wie Andornkraut, Benediktenkraut oder Enzian verwendet.

Teerezepte

Baldrian: 1 bis 2 TL mit 150 ml Wasser aufbrühen, 10 Minuten ziehen lassen, abseihen, auf lauwarme Temperatur abkühlen lassen, täglich 2 bis 3 Tassen trinken; am besten nicht süßen.

Melissenblätter: 2 TL für 150 ml Wasser als Aufguss, 15 Minuten ziehen lassen; täglich 2 Tassen trinken (morgens und abends).

Johanniskraut • Baldrian • Melisse • Herzgespannkraut: Mischung zu folgenden Anteilen erstellen: 3 EL Johanniskraut, 1 bis 2 EL Baldrianwurzel, 4 EL Melissenblätter, 5 EL Herzgespannkraut; 1 bis 2 TL der Mischung für 150 ml Wasser als Aufguss, 5 Minuten ziehen lassen, vor dem Zubettgehen 1 Tasse trinken.

Melisse • Raute • Andornkraut • Pfefferminze: Mischung zu folgenden Anteilen erstellen: 4 EL Melissenblätter, 3 EL Rautenblätter, 4 EL Andornkraut, 2 EL Pfefferminzblätter; 1 EL der Mischung für 150 ml Wasser als Aufguss, täglich 2 Tassen trinken.

Weißdorn (Crataegus) ist die bewährteste Heilpflanze bei Herz- und Kreislaufbeschwerden. Ihre Wirkstoffe verbessern die Herzleistung, stärken die Herzgefäße und stabilisieren den Kreislauf.

Herzgespannkraut • Melissenblätter • Weißdorn (Blüten und Kraut): Mischung zu gleichen Anteilen erstellen; 1 bis 2 TL der Mischung für 150 ml Wasser als Aufguss, 4 Wochen lang täglich 2 Tassen trinken.

Baldrianwurzel • Melissenblätter • Weißdorn (Blüten und Kraut): Mischung zu gleichen Anteilen erstellen, 1 TL der Mischung für 150 ml Wasser als Aufguss, 10 Minuten ziehen lassen, abseihen, täglich 2 Tassen trinken (morgens und abends).

Therapie

- Bei Herzbeschwerden ist es unausweichlich, organischen Ursachen fachgemäß auf den Grund zu gehen. Dringend zum Arzt gehen!
- Bei einem akuten Auftreten von Herzjagen hilft es, schluckweise ein Glas eiskaltes Wasser zu trinken.
- In Maßen betrieben sorgen Radfahren, Schwimmen oder Joggen für eine Stabilisierung der Herztätigkeit.

▸ Entspannungstechniken (Yoga, autogenes Training) wirken den Ursachen eines rasenden Herzens ebenso entgegen wie eine Abnahme an Körpergewicht.

Herzschwäche

Ursachen: Hoher Blutdruck, angeborene Herzmuskelschwäche, Durchblutungsstörungen an den Herzkranzgefäßen, defekte Herzklappen, Angina pectoris.
Symptome: Schwäche, Müdigkeit, bei Belastungen Atemnot, Herzjagen; Anschwellen der Fußknöchel und Unterschenkel, Bauchschmerzen, häufiger Harndrang, Bildung von Ödemen.

Wenn das Herz zu schach ist, sauerstoffreiches Blut auch in entfernte Gewebe zu pumpen, spricht man von einer Herzinsuffizienz. Während im ersten Stadium der Erkrankung noch keine Beschwerden auftreten, treten im zweiten und dritten Stadium Beschwerden bei immer weniger körperlicher Belastung auf. Im vierten Stadium treten Beschwerden auch im Ruhezustand auf.

Heilpflanzen

Weißdorn war schon im Mittelalter als kräftigende Heilpflanze bekannt. Heute ist nachweislich belegt, dass die in Weißdorn enthaltenen Glykoside die Herzfunktion anregen und die Pumpleistung fördern. Zudem wirkt Weißdorn blutdruckregulierend und pulssenkend. In Kombination mit Brombeerblättern wirkt Baldrian ausgleichend auf die Herztätigkeit. Schafgarbe empfiehlt sich vor allem bei Blutstauungen im Bauchraum und in den Beinen (Rechtsherzschwäche). Neben den herzwirksamen Heilpflanzen Herzgespannkraut, Raute und Melisse (siehe auch Herzjagen) helfen bei Herzschwäche auch der allgemein kräftigende Salbei und die herzstärkende Mistel.

Teerezepte

Weißdorn: 1 bis 2 TL für 150 ml Wasser als Aufguss, 10 bis 15 Minuten ziehen lassen, abseihen, einige Wochen lang täglich 2 bis 3 Tassen trinken; Tee nicht süßen.

Weißdorn (Blüten und Blätter) • **Mistelkraut:** Mischung zu gleichen Anteilen erstellen; 2 TL der Mischung für 150 ml Wasser als Aufguss, 2 Monate lang täglich 2 Tassen trinken (morgens und abends); nach 4 Wochen Pause die Behandlung wiederholen.

Regelmäßiger leichter Ausdauersport, eine salzarme Ernährung und der möglichst völlige Verzicht auf Alkohol, diese Maßnahmen können schon Entlastung für das Herz bringen und ein Fortschreiten der Erkrankung verlangsamen oder gar stoppen. Die Behandlung einer Herzinsuffizienz gehört in jedem Fall in die Hand eines Arztes und auch begleitende Maßnahmen wie die Anwendung von Heilkräutertees sollten mit ihm besprochen werden.

Baldriankraut • **Brombeerblätter:** Mischung zu folgenden Anteilen erstellen: 4 EL Baldrian, 2 EL Brombeerblätter; 1 bis 2 TL der Mischung für 250 ml Wasser als Aufguss, 15 Minuten ziehen lassen, abseihen, täglich 2 Tassen trinken (morgens und abends); Tee nicht süßen.

Schafgarbenkraut: 1 bis 2 TL für 150 ml Wasser als Aufguss, 10 Minuten ziehen lassen, abseihen, täglich 2 bis 3 Tassen trinken.

Weißdornblüten • **Rautenblätter** • **Salbeiblätter:** Mischung zu gleichen Anteilen erstellen; 2 TL der Mischung für 150 ml Wasser als Aufguss, 4 Wochen lang täglich 2 Tassen trinken, nach 2 Wochen Pause Anwendung wiederholen.

Weißdornblüten • **Melissenblätter** • **Herzgespannkraut** • **Hirtentäschelkraut:** Mischung zu folgenden Anteilen erstellen: 3 EL Weißdorn, 2 EL Melisse, 2 EL Herzgespannkraut, 2 EL Hirtentäschelkraut; 1 bis 2 TL der Mischung für 150 ml Wasser als Aufguss, täglich 2 bis 3 Tassen trinken.

Therapie

- Damit Weißdorn seine Wirkung nicht verliert, sollte man den Tee in einem gut verschließbaren Gefäß lichtgeschützt lagern.
- Beim Zerschneiden oder Zerdrücken von Knoblauch wird Allicin freigesetzt, das den Cholesterinhaushalt und den Blutdruck positiv beeinflusst – Effekte, die auch einem schwachen Herzen helfen.

Husten

Ursache: Infektion mit Viren oder Bakterien, Asthma, Allergien.
Symptome: Zunächst trockener, häufig schmerzhafter Reizhusten, dann Verschleimung und Abhusten von Schleim.

Heilpflanzen

Gegen Reizhusten bei einer beginnenden Erkältung helfen die in manchen Pflanzen enthaltenen Schleimstoffe. Sie bilden auf unseren Schleimhäuten, die noch kein Sekret produziert haben, eine entzündungslindernde Schutzschicht. Neben den im Kapitel Bronchitis beschriebenen Pflanzen weist auch Spitzwegerich Schleimstoffanteile auf, darüber hinaus wirkt er aber auch schleimlösend. Das Abhusten von Schleim fördern auch die Bibernellwurzel und die besonders wirksame Primelwurzel, die außerdem den Harndrang fördert und damit den Kreislauf entlastet. Seit Jahrhunderten werden auch Edelkastanienblätter zur Lösung von Schleim in den Atemwegen eingesetzt. Das kieselsäurehaltige und damit gewebeaufbauende Lungenkraut eignet sich ebenfalls zur längerfristigen Anwendung, wirkt reizmindernd und schleimlösend.

Trockener Reizhusten muss nicht unbedingt Anzeichen einer Lungen- oder Bronchienerkrankung sein, er kann auch bei einer fortgeschrittenen Herzinsuffizienz als Folge chronischer Atemnot auftreten. Bessert sich ein trockener Husten nicht innerhalb von wenigen Tagen, muss auch in diese Richtung nach Ursachen gesucht werden.

Teerezepte

Eibischwurzel • Isländisch Moos • Anisfrüchte • Spitzwegerichkraut:
Mischung zu gleichen Anteilen erstellen: 2 TL der Mischung für 150 ml Wasser als Aufguss, 20 Minuten ziehen lassen, täglich 3 bis 4 Tassen möglichst heiß trinken.

Spitzwegerichkraut • Lungenkraut • Malvenblätter • Königskerze:
Mischung zu gleichen Anteilen erstellen; 2 TL der Mischung für 150 ml Wasser als Aufguss, täglich 3 Tassen schluckweise und heiß trinken.

Primelwurzel: 1 bis 2 TL mit 150 ml kaltem Wasser übergießen, 5 Minuten kochen, 5 Minuten ziehen lassen, abseihen, täglich 2 bis 3 Tassen trinken.

Primelwurzel • Bibernellwurzel • Spitzwegerichkraut • Thymiankraut: Mischung zu gleichen Anteilen erstellen; 2 TL der Mischung für 150 ml Wasser als Aufguss, 20 Minuten ziehen lassen; zusätzlich 2 TL in 150 ml Wasser 5 Minuten bei niedriger Hitze kochen, beide Tees zusammengießen und täglich 3 Tassen trinken.

Man unterscheidet verschiedene Arten von trockenen Husten: Reizhusten kündigt meist eine Erkältung an, psychisch bedingtes Hüsteln, tief in den Bronchien sitzender Husten mit Schleimauswurf und asthmatischer Husten.

Primelwurzel • Königskerzenkraut: Mischung zu gleichen Anteilen erstellen; 2 TL dieser Mischung für 150 ml Wasser als Aufguss, 15 Minuten ziehen lassen, abseihen, täglich 1 Tasse morgens möglichst heiß trinken, 2 bis 3 Wochen lang anwenden.

Edelkastanienblätter: 2 TL mit 150 ml kaltem Wasser übergießen, 1 Minute aufkochen, abseihen, täglich 2 bis 3 Tassen trinken.

Therapie

- Das Inhalieren von in Wasser aufgekochter Kamille oder Thymian wirkt sehr gut gegen trockenen Reizhusten.
- Aus Kampfersalbe und Eukalyptusöl lässt sich ein Balsam mischen, welcher das Abhusten von Schleim erleichtert. Sorgfältig Brust und Rücken damit einreiben.
- Bei verschleimten Atemwegen sollten Milchprodukte vorübergehend vom Speiseplan gestrichen werden. Sie regen den Körper zu zusätzlicher Schleimbildung an.
- Einige Tropfen Thymian- oder Eukalyptusöl auf das Kopfkissen geträufelt, beruhigen auch nachts die gereizten Bronchien und sorgen für einen ungestörten, heilsamen Schlaf.

Hyperaktivität

Ursachen: Vermutlich fehlerhafte Verarbeitung von Informationen in Bereichen des Gehirns, die für gerichtete Aufmerksamkeit, Konzentration und Wahrnehmung zuständig sind; besonders bei Kindern.

Symptome: Chronischer Unruhezustand (»Zappelphilipp-Syndrom«), Lernschwierigkeiten, Konzentrationsprobleme, schnelle Gereiztheit, Übererregbarkeit, Schlafstörungen.

Eine klare Ursache für das Auftreten von Hyperaktivität konnte bisher noch nicht gefunden werden. Literarische Figuren, beispielsweise Hans-Guck-in-die-Luft oder der Zappelphilipp, lassen aber darauf schließen, dass das unaufmerksame, unruhige Kind kein Produkt unserer Zeit ist, sondern auch schon früher Eltern und Erzieher beschäftigte.

Heilpflanzen

Wie bei allen nervösen Reizzuständen helfen auch bei Hyperaktivität Heilpflanzen mit ausgleichender Wirkung. Neben dem das Nervensystem beruhigenden Baldrian und dem Angst und Unruhe nehmenden Johanniskraut ist für Kinder auch die Melisse geeignet, die vor allem in Phasen der Verarbeitung vieler Eindrücke nützt. Hopfen besänftigt durch das in den Fruchtzapfen enthaltene Harz. Leicht beruhigend wirken auch Holunder und Anis, nervenkräftigend der aromatische Lavendel. Bei Hyperaktivität helfen außerdem Hibiskus, Orangenblüten, Dillfrüchte und die gleichzeitig für eine erfrischende Geschmacksnote sorgende Pfefferminze.

Teerezepte

Melissenblätter: 1 bis 2 TL für 150 ml Wasser als Aufguss, 10 Minuten ziehen lassen, abseihen; Kinder sollten täglich 3 bis 4 Tassen trinken.

Johanniskraut • Melissenblätter • Pfefferminzblätter • Orangenblüten: Mischung zu folgenden Anteilen erstellen: 4 EL Johanniskraut, 2 EL Melisse, 3 EL Pfefferminze, 1 EL Orangenblüten; 1 TL für 150 ml Wasser als Aufguss. Kinder sollten täglich 3 bis 4 Tassen trinken.

Melissenblätter • Holunderblüten • Anisfrüchte • Dillfrüchte: Mischung zu folgenden Anteilen erstellen: 3 EL Melissenblätter, 3 EL Holunderblüten, 2 EL Anisfrüchte, 2 EL Dillfrüchte; 1 TL der Mischung für 150 ml Wasser als Aufguss; Kinder sollten täglich 2 Tassen trinken (morgens und abends).

Melissenblüten • Lavendelblüten • Hibiskusblüten: Mischung zu gleichen Anteilen erstellen; 1 TL der Mischung für 150 ml Wasser als Aufguss, 10 Minuten ziehen lassen. Kinder sollten vor dem Zubettgehen 1 Tasse trinken.

Die motorische Unruhe gibt sich in der Pubertät zwar häufig, das zeigt aber nicht das Ende der hyperaktiven Störung an. Leichte Beeinflussbarkeit, risikoreiches Verhalten, schlechte Selbstorganisation und auch Depressionen sind Beispiele für Symptome der Hyperaktivität, unter denen auch Erwachsene häufig noch leiden.

Hopfenzapfen • Melissenblätter • Lavendelblüten • Baldrianwurzel: Mischung zu folgenden Anteilen erstellen: 2 EL Hopfen, 2 EL Melisse, 2 EL Lavendel, 1 bis 2 EL Baldrianwurzel; 1 TL der Mischung für 150 ml Wasser als Aufguss; bei akutem Bedarf sollten Kinder 1 bis 2 Tassen vor dem Zubettgehen trinken.

Therapie

- Reizüberflutung schadet hyperaktiven Kindern. Deshalb die Zeiten zum Spielen und vor dem Fernseher sorgfältig festlegen und begrenzen.
- Generell hilft ein genauer »Tagesstundenplan« dem Kind, sich zu orientieren.
- Zuwendung von den Eltern und ein gefühlvolles Familienklima entlasten seelisch und schaffen Geborgenheit. Nehmen Sie sich viel Zeit für Ihr Kind.
- Bei erfahrenen Kindertherapeuten erlernbare Entspannungstechniken, wie beispielsweise das autogene Training, Yoga oder progressive Muskelentspannung, dienen der Ruhefindung und unterstützen das Kind dabei, die Konzentration zu verbessern und aufrechtzuerhalten.

Konzentrationsschwäche

Ursachen: Schlechte Durchblutung des Gehirns, neurologische Erkrankungen, Stoffwechselstörungen.
Symptome: Gedankensprünge, Lernprobleme, Vergesslichkeit.

Heilpflanzen

Bei Gedächtnisschwäche helfen sehr gut die Blätter und Samen des Gingko-Baumes. Sie verbessern die Blutversorgung und den Stoffwechsel im Gehirn und schützen Nervenzellen. Empfehlenswert sind Gingko-Präparate aus Apotheke oder Reformhaus, schwächer wirkt Gingko in einem (bitter schmeckenden) Heiltee. Weitere Heilkräuter, die die Konzentration fördern, sind Baldrian, Mistel, Melisse und Johanniskraut.

Teerezept

Melissenblätter • Johanniskraut • Orangenblüten • Hagebuttenfrüchte: Mischung aus 2 EL Melissenblättern, 1 EL Johanniskraut, 1 EL Orangenblüten, 1 TL Hagebuttenfrüchte; 1 bis 2 TL der Mischung für 150 ml Wasser als Aufguss, 5 Minuten ziehen lassen, 2 bis 3 Tassen täglich trinken.

Therapie

- Essen Sie Nahrungsmittel mit viel Vitamin B oder Lezithin (»Nervennahrung«), z. B. Nüsse, Sojaprodukte und Reis.
- Trainieren Sie ihr Gedächtnis mit Gehirngymnastik. Versuchen Sie, täglich das Kreuzworträtsel in der Tageszeitung zu lösen und machen Sie spezielle Denksportaufgaben oder Konzentrationsspiele, wie z. B. Schach. Auch Tanzen verbessert die Konzentrationsfähigkeit, wenn man sich schwierige Schrittfolgen merken muss.

Konzentrationsschwächen können bei jedem mal auftreten und sind kein Anlass zur Besorgnis. Werden sie jedoch stärker oder treten sie häufiger auf, sollte man sich auf die Suche nach der Ursache machen. Herz-Kreislauferkrankungen können ebenso Auslöser sein wie Umweltbelastungen durch Lärm oder Stress, Vergiftungserscheinungen durch Alkohol, Medikamente oder Umweltgifte. Auch eine Schädigung der Halswirbelsäule oder schlechte Ernährung können bewirken, dass uns plötzlich nicht mehr einfällt, was uns normalerweise geläufig ist.

Kopfschmerzen

Gelegentlich auftretende Kopfschmerzen kennt fast jeder. Regelmäßiger und ausreichender Schlaf, ausgewogene und gesunde Ernährung, genügend Flüssigkeitszufuhr und nur wenig Alkohol oder der Verzicht auf Nikotin sind die besten Möglichkeiten der Vorbeugung. Auch Ausdauersport möglichst an der frischen Luft senkt die Chance, Kopfschmerzen zu bekommen.

Ursachen: Verspannungen im Nacken- und Schulterbereich, Wetterfühligkeit, unmäßiger Alkohol- oder Nikotingenuss (»Kater«), Migräne, zu geringe Flüssigkeitsaufnahme, Infektionen; psychische Faktoren.
Symptome: Über weite Teile des Kopfes ausgedehnte Schmerzen oder partielle Schmerzen (meist bei Migräne, dann oft verbunden mit Übelkeit und Erbrechen).

Heilpflanzen

Als Alternative zu Aspirin eignen sich bei Kopfschmerzen vor allem salizylsäurehaltige Kräutertees mit (Silber-)Weidenrinde oder Mädesüßkraut sowie Präparate mit Extrakten der beiden Pflanzen aus der Apotheke. Die Salizylsäure ist eine pflanzliche Vorstufe des Aspirin-Wirkstoffs. Die bitter schmeckende Weidenrinde kann man mit wohlschmeckenden Kräutern wie Melisse oder Lavendel kombinieren.

Teerezepte

Weidenrinde • Melissenblätter: Mischung aus 3 EL Weidenrinde und 2 EL Melissenblättern; 1 TL der Mischung für 150 ml Wasser als Aufguss, 5 Minuten ziehen lassen, bei Bedarf trinken.

Weidenrinde • Weidenblätter • Mädesüßkraut • Birkenblätter • Melissenblätter: Mischung aus gleichen Anteilen; 1 TL der Mischung für 150 ml Wasser als Aufguss, stündlich 1 Tasse trinken, bis die Schmerzen aufhören.

Weidenrinde• Gänsefingerkraut• Lavendelblüten• Stiefmütterchenkraut: Mischung aus 6 EL Weidenrinde, 6 EL Gänsefingerkraut, 5 EL Lavendelblüten, 3 EL Stiefmütterchenkraut; 2 TL der Mischung für

150 ml Wasser als Aufguss, 15 Minuten ziehen lassen, 2 Tassen in 15 Minuten trinken; bei chronischen Beschwerden 3 bis 4 Tassen täglich trinken und mit dem Hausarzt Rücksprache halten.

Therapie

- Probieren Sie japanisches (oder chinesisches) Minzöl. Dazu zwei Tropfen des Öls an den Schläfen einmassieren. Das Öl sollte nicht in die Augen gelangen!
- Bewährte Hausmittel gegen Kopfschmerzen sind Franzbranntwein und Melissengeist. Sie fördern die Durchblutung der eingeriebenen Kopfregion.
- Schmerzmildernde Wirkung haben auch Zwiebelwickel. Dazu eine Zwiebel klein hacken, in eine Mullbinde wickeln und 20 Minuten in den Nacken legen; danach den Nacken mit einem Schal wärmen.
- Die Durchblutung und damit eine Entspannung der Gefäße im Kopf fördern auch Kneippsche Wasseranwendungen, z. B. kalte Armbäder. Dazu Hände und Unterarme zirka fünf Minuten unter fließendes kaltes Wasser halten.
- Legen Sie sich einen Eisbeutel oder einen kalten Lappen in den Nacken oder auf die Stirn (Eisbeutel in ein Tuch wickeln, nicht direkt auf die Haut geben) und lassen Sie die Kälte zirka fünf Minuten einwirken; mehrmals täglich wiederholen.
- Bei Spannungskopfschmerzen helfen Gymnastik, ein Spaziergang an der frischen Luft sowie Entspannungsübungen wie Yoga oder autogenes Training. Bei chronischen Beschwerden können Massagen oder Akupressur Erleichterung verschaffen.
- Dehnen Sie sich nach langem Sitzen. Die Halsmuskeln dehnen Sie, indem Sie mit der rechten Hand über den Kopf an das linke Ohr fassen und den Kopf langsam nach rechts bis in die Dehnung ziehen; zehn Sekunden so halten und dann die andere Seite dehnen.

Unter www.dmkg.org bietet die Deutsche Migräne- und Kopfschmerzgesellschaft Informationen und Therapieempfehlungen zum Thema Kopfschmerz an.

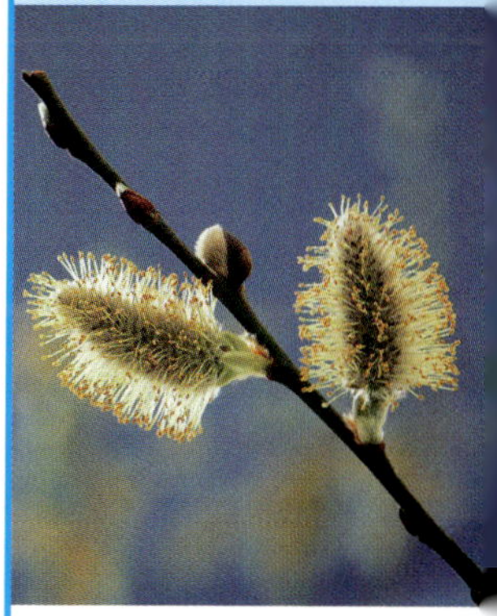

Die Weidenrinde ist wohl eines der ältesten Heilmittel, die die Menschheit benutzt, und sie ist gleichzeitig eines der modernsten. Schon 700 vor Christus auf einer Tontafel als Heilpflanze aufgeführt wird ihr im 21. Jahrhundert immer noch schmerzlindernde Wirkung zugeschrieben.

Kreislaufprobleme

Kreislaufprobleme können auch durch zu wenig trinken herbeigeführt werden. Gerade im Sommer, wenn es warm oder gar heiß ist, muss der Körper rechtzeitig mit Wasser und Mineralstoffen versorgt werden. Nicht geeignet sind in diesem Zusammenhang jedoch Kaffee und schwarzer Tee, Alkohol und zuckerhaltige Getränke. Gut geeignet hingegen sind Fruchtsaftschorlen oder verdünnte Gemüsesäfte, weil sie auch die ausgeschwitzten Mineralien ersetzen.

Ursachen: Zu hoher oder zu niedriger Blutdruck , falsche Ernährung, zu wenig Bewegung, Stress, Rauchen.
Symptome: Schwindel, Herzbeschwerden, Kopfschmerzen, Abgespanntheit, Taubheit oder Brennen in Händen und Füßen.

Heilpflanzen

Altbewährte, gut verträgliche Pflanzen, die Kreislauf und Herz stärken, sind Weißdorn und Knoblauch. Die heilende Wirkung von Weißdorn bei Kreislaufproblemen ist schon seit dem Mittelalter bekannt. Er ist auch gut geeignet für ältere Menschen und bei stressbedingten Herzproblemen. Knoblauch erweitert die Blutgefäße, hemmt die Blutgerinnung, senkt den Blutfettgehalt und beugt Verkalkungen vor. Sein Wirkstoff Allicin entsteht erst beim Zerschneiden oder Zerpressen aus Alliin. Ähnlich wie Knoblauch, nur etwas schwächer, wirkt Bärlauch. Bei Kreislaufproblemen helfen zudem Rosmarin, Ginseng, Ginkgo, Arnika und Eleutherokokkwurzel (sibirischer Ginseng).

Teerezepte

Weißdornblüten und -blätter: 1 TL für 150 ml Wasser als Aufguss, 20 Minuten ziehen lassen, 2 bis 3 Tassen täglich trinken.

Bärlauchkraut: 1 bis 2 TL für 150 ml Wasser als Aufguss, mehrere Tassen über den Tag verteilt trinken.

Rosmarinblätter • Gerste: 50 Gramm Gerstenkörner in 2 Liter Wasser 90 Minuten bei geringer Hitze kochen, abseihen, 1 bis 2 EL Rosmarinblätter zugeben, 30 Minuten ziehen lassen, wiederum abseihen, täglich 3 Tassen bei Bedarf trinken.

Weißdornblüten • Weißdornblätter • Ackerschachtelhalmkraut, Mistelkraut • Schafgarbenkraut: Mischung aus 4 EL Weißdornblüten, 2 EL Weißdornblätter, 3 EL Ackerschachtelhalmkraut, 3 EL Mistelkraut, 2 EL Schafgarbenkraut; 1 TL der Mischung für 150 ml Wasser, 3 Minuten aufkochen, 15 Minuten ziehen lassen, 2 bis 3 Tassen täglich trinken, 1 Monat lang, dann eine mehrwöchige Pause einlegen und wiederholen (gut geeignet für ältere Menschen).

Ginsengwurzel • Rosmarinblätter • Chinarinde • Enzianwurzel • Eleutherokokkwurzel: Mischung zu gleichen Anteilen; 1 TL für 150 ml Wasser als Aufguss, 5 Minuten ziehen lassen, 2 Tassen täglich ungesüßt trinken; nicht bei Bluthochdruck oder Magenproblemen.

Therapie

- Essen Sie täglich mehrere Knoblauchzehen oder bereiten Sie sich eine Knoblauchmilch: Dazu drei bis vier Zehen in 250 Milliliter Milch kochen, Knoblauch abseihen und Milch auf nüchternen Magen trinken.
- Bärlauch kann man im Frühjahr auch selbst pflücken und ihn auf einem Butterbrot oder in einem Salat essen. Achtung! Nicht mit dem giftigen Maiglöckchen verwechseln und nicht in Gebieten sammeln, wo der Fuchsbandwurm vorkommt.
- Bei einer plötzlichen Kreislaufschwäche helfen auch Kampfer und Rosmarinöl. Kampfer wirkt auf das Kreislaufzentrum im Zentralnervensystem; bei Bedarf zirka drei Tropfen auf die Zunge geben. Rosmarinöl können Sie aus der hohlen Hand inhalieren.
- Verzichten Sie morgens auf Kaffee und schwarzen Tee. Diese »Muntermacher« puschen den Kreislauf ohne Trainingseffekt. Morgendliche kalt-warme Wechselduschen und Gymnastik am offenen Fenster bringen den Kreislauf natürlich in Schwung.

Kalte Getränke sind nicht gut geeignet, um den Durst im Sommer zu löschen, denn sie regen den Körper zu stärkerem Schwitzen an.
Von den Völkern der Wüste oder anderer heißer Regionen können wir lernen, dass zimmer- oder gar lauwarme Getränke zweckdienlicher sind, um die trockene Kehle zu befeuchten und den Körper zu erfrischen.

Leberleiden

Die Leber ist die größte Drüse im Körper und hat vielfältige Stoffwechselaufgaben. Sie produziert die Gallenflüssigkeit und ist das wichtigste Entgiftungsorgan des Körpers. Fallen zu große Mengen an Schadstoffen an, etwa durch den übermäßigen Genuss von Alkohol, kommt es zur Fettleber.

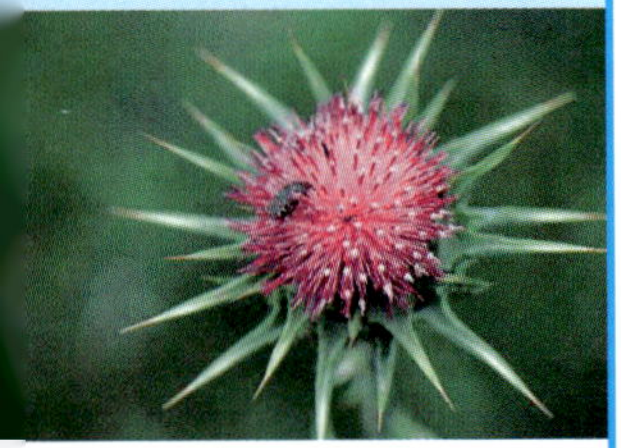

Die Mariendistel gilt als eine der besten Leberschutzpflanzen und ist in der Lage, Leberstörungen jeglicher Art zu bessern, ja sogar zu heilen.

Ursachen: Gelbsucht, Fettleber, Leberzirrhose.

Symptome: Anhaltender Druckschmerz über der Leberregion, Verdauungsstörungen, Übelkeit, Erbrechen, Erschöpfung, Schläfrigkeit, Juckreiz; bei Gelbsucht: Gelbfärbung der Haut und der Bindehaut in den Augen, dunkel gefärbter Urin, sehr heller Stuhlgang; bei länger nicht behandelten Leberleiden Ansammlung von Wasser in den Beinen und im Bauchraum.

Heilpflanzen

Bei Leberproblemen ist die Mariendistel eine sehr wirksame Heilpflanze. Mit dem Wirkstoff Silymarin, der in ihren Früchten gebildet wird, schützt sie die Leberzellen vor Giftstoffen. Die Mariendistel wird bei Fettleber (vor allem von Alkoholikern), Leberzirrhose, zur Nachbehandlung von Gelbsucht und zur Vorbeugung von Leberleiden eingesetzt. Sie wirkt aber auch förderlich für Verdauung und Gallenfunktion. Weitere die Leber schützende Pflanzen sind Löwenzahn, Wermut, Leberblümchen, Artischocke und die Blätter des südamerikanischen Boldobaumes.

Teerezepte

Mariendistelfrüchte • Löwenzahnblätter und -wurzel: 1 TL in 150 ml Wasser aufkochen und 10 bis 15 Minuten ziehen lassen, 2 bis 3 Tassen täglich vor den Mahlzeiten trinken, mehrere Wochen lang.

Mariendistelfrüchte • Boldoblätter: Mischung aus 4 EL Mariendistelfrüchten und 3 EL Boldoblättern; 1 TL der Mischung für 150 ml Wasser als Aufguss, 10 Minuten ziehen lassen, 2 Tassen täglich trinken, mehrere Wochen lang.

Leberblümchenkraut: 2 TL in 300 ml kaltem Wasser über Nacht ziehen lassen, morgens abseihen und Aufguss erwärmen, verteilt über den Tag 2 Tassen schluckweise trinken.

Mariendistelfrüchte • Wermutkraut • Brombeerblätter • Pfefferminzblätter: Mischung aus 6 EL Mariendistelfrüchten, 1 EL Wermutkraut, 1 EL Brombeerblättern, 2 EL Pfefferminzblättern; 1 bis 2 TL der Mischung für 150 ml Wasser als Aufguss, 10 bis 15 Minuten ziehen lassen, 3 Tassen täglich 30 Minuten vor den Mahlzeiten schluckweise trinken, mehrere Wochen lang.

Mariendistelfrüchte • Pfefferminzblätter • Fenchelfrüchte • Blutwurz, Löwenzahnblätter und -wurzel • Anisfrüchte: Mischung aus 5 EL Mariendistelfrüchten, 2 EL Löwenzahnblättern und -wurzel, 2 EL Pfefferminze, 3 TL Fenchelfrüchten, 1 EL Anisfrüchten, 1 TL Blutwurz; 2 TL der Mischung für 150 ml Wasser als Aufguss, 20 Minuten ziehen lassen, morgens und abends 1 Tasse trinken, mindestens 6 Wochen lang.

Therapie

- Leberleiden müssen grundsätzlich von einem Arzt behandelt werden. Bei Gelbfärbung der Haut und der Augen, Entfärbung des Stuhlgangs, dunklem Urin und anhaltendem Druckschmerz besteht Verdacht auf Gelbsucht. Auch Heiltees sollten nur unter Rücksprache mit einem Therapeuten angewendet werden.
- Alkohol ist Gift für die Leber. Auch wenn die Leberprobleme nicht durch Alkohol verursacht worden sind, ist vom Alkoholkonsum dringend abzuraten. Meiden Sie auch fette Kost!
- Feuchtwarme Wickel lindern Schmerzen im Oberbauch. Dazu ein Tuch mit lauwarmem Wasser durchfeuchten, zirka eine Stunde straff über den Oberbauch legen und mit einem größeren Tuch fixieren.

Nicht nur Alkohol belastet die Leber sondern auch Übergewicht und Diabetes. Durch den völligen Verzicht auf Alkohol und Gewichtsreduktion sowie Entzug von Kohlenhydraten kann das abgelagerte Fett abgebaut werden. Die Leber regeneriert sich wieder. Das geht natürlich nicht von heute auf morgen, funktioniert aber, solange die Leberzellen noch nicht zerstört sind.

Lungenschwäche

Lungenkraut ist das klassische Hausmittel bei Lungenbeschwerden – daher hat es natürlich seinen Namen. Freier Atmen lassen uns aber auch Efeu und Thymian. Sitzt Schleim in den Bronchien fest, sollte ein Heiltee mit Eibisch o. Ä. gewählt werden.

Ursachen: Allergische Reaktionen (siehe auch Bronchitis), Verengung der Luftwege durch Ödeme (Ansammlungen von Flüssigkeit).

Symptome: Erschwerte Atmung, schleimiger Auswurf, Husten, Geräusche beim Atmen.

Heilpflanzen

Bei chronischen Reizzuständen der Lunge helfen eine Vielzahl von bewährten Heilkräutern wie Lungenkraut, Efeu und Thymian. Lungenkrauttee ist ein altes Hausmittel bei Lungenerkrankungen. Er enthält Kieselsäure, die das Lungengewebe stärkt. Efeu und Thymian lindern auch Hustenkrämpfe. Eibisch, Huflattich, Isländisch Moos, Königskerze und Spitzwegerich wirken bei andauernden Atemwegsbeschwerden und sind zudem schleimlösend.

Teerezepte

Lungenkraut: 1 bis 2 TL mit 150 ml kochendem Wasser aufgießen, 10 Minuten ziehen lassen, täglich 3 Tassen zu den Mahlzeiten trinken.

Efeublätter: 1 TL mit 150 ml Wasser übergießen, 2 Minuten kochen, 5 Minuten ziehen lassen, 2 bis 3 Tassen täglich trinken.

Thymiankraut: 1 TL für 150 ml Wasser als Aufguss, mehrere Tassen täglich trinken.

Eibischwurzel • Isländisch Moos • Melissenblätter • Weißdornblüten • Primelwurzel: 2 TL für 150 ml Wasser als Aufguss, 10 Minuten ziehen lassen, 2 bis 3 Tassen täglich trinken, 3 Wochen lang.

Thymiankraut • Isländisch Moos: 2 TL für 150 ml Wasser als Aufguss, 3 Tassen täglich trinken.

Lungenkraut • Spitzwegerichblätter • Isländisch Moos • Alantwurzel: 1 TL der Mischung in 150 ml Wasser 10 Minuten bei niedriger Hitze kochen, 10 Minuten ziehen lassen, 3 Tassen täglich trinken, 2 bis 3 Wochen lang.

Lungenkraut • Eibischwurzel • Alantwurzel • Veilchenwurzel • Süßholzwurzel: 2 TL der Mischung mit 300 ml Wasser 4 Stunden lang kalt ansetzen, die Hälfte 10 Minuten bei niedriger Hitze kochen und sie dann mit den 150 ml Kaltauszug zusammengießen, 2 bis 3 Tassen täglich trinken, 2 Wochen lang.

Therapie

- Bewegung an der frischen Luft kräftigt Lunge und Bronchien.
- Gesunde Ernährung unterstützt die Teeanwendungen. Würzen Sie bei Lungenproblemen mit Knoblauch, Salbei und Thymian.
- Meiden Sie zusätzliche reizende Umstände wie verrauchte Räume, Küchendämpfe und Zugluft.
- Sorgen Sie in Wohnräumen für eine ausreichend feuchte Atemluft mit 50 Prozent Luftfeuchtigkeit (besonders während der Heizperiode). Dazu kann man Wasser auf der Heizung verdunsten lassen oder einen Luftbefeuchter verwenden.
- Senfwickel sorgen für freiere Atemwege. Dazu ein Esslöffel Senfkörner in heißes Wasser geben und kurz aufkochen. Dann ein Küchenhandtuch in die Flüssigkeit tauchen, leicht auswringen und für 20 bis 30 Minuten abgedeckt auf die Brust legen.
- Machen Sie Atemgymnastik: Durch gezielte Bauchatmung schöpfen Sie das Lungenvolumen z. B. besser aus.

300 Millionen Lungenbläschen versorgen unseren Körper mit Sauerstoff – und diese wollen gepflegt werden: Gehen Sie an frischer Luft spazieren, meiden Sie verrauchte Räume, befeuchten Sie Ihre Wohnungsluft und machen Sie Atemgymnastik.

Magen-Darm-Beschwerden

Besonders im Urlaub ist es lästig, wenn man von Magen-Darm-Beschwerden heimgesucht wird. Deshalb tut man gut daran, sich an folgenden Rat zu halten: Schäl es, koch es, brat es – oder vergiss es! Denn so haben Erreger keine Chance. Trinken Sie kein Wasser aus der Leitung, sondern aus Flaschen. Wenn Sie Zweifel bezüglich der Wasserqualität haben, putzen Sie Ihre Zähne auch mit Mineralwasser aus der Flasche.

Ursachen: Falsche Ernährung, Infektionen, psychische Faktoren wie Stress, Anspannung, Nervosität, Hektik.

Symptome: Druckgefühl, Bauchschmerzen, Sodbrennen, Blähungen, Verstopfung, Durchfall, Appetitlosigkeit. Bei mehreren Symptomen spricht man häufig auch von einem Reizdarm, gestörtem Weitertransport des Nahrungsbreis und gestörter Produktion der Verdauungssäfte.

Heilpflanzen

Eine Vielzahl von bewährten Heilpflanzen lindern Verdauungsbeschwerden. So helfen beispielsweise Süßholzwurzel, Kamillenblüten, Fenchelfrüchte, Pfefferminze und Anis auf mehrfache Weise bei der Verdauung. Die wohlschmeckende Süßholzwurzel schützt die Schleimhäute von Magen und Zwölffingerdarm und löst schmerzhafte Krämpfe. Kamillenblüten wirken u. a. entzündungshemmend und krampflindernd. Zu empfehlen sind auch Pflanzen, die viele Bitterstoffe enthalten, wie beispielsweise Gelber Enzian, Tausendgüldenkraut und Bitterklee. Sie regen die Produktion der Verdauungssäfte zusätzlich an (nicht bei Übersäuerung des Magens einnehmen!). Weitere hilfreiche Heilpflanzen sind Bohnenkraut, Chinarinde, Ingwerwurzel, Isländisch Moos und Kalmuswurzel.

Teerezepte

Kamillenblüten: 2 bis 3 TL mit 150 ml nicht mehr kochendem Wasser aufgießen, bis zu 10 Minuten ziehen lassen, ungesüßt auf leeren Magen trinken; bei chronischen Beschwerden mehrere Tassen täglich möglichst auf leeren Magen und vor dem Zubettgehen trinken, 3 bis 4 Wochen lang.

Süßholzwurzel: 1 TL mit 150 ml kochendem Wasser aufgießen, 5 Minuten ziehen lassen, 2 bis 3 Tassen täglich nach den Mahlzeiten trinken (nicht in der Schwangerschaft).

Gelber Enzian: 1 TL der Wurzel 5 Minuten in 150 ml Wasser abkochen, 2 Tassen täglich 30 Minuten vor den Mahlzeiten schluckweise trinken.

Tausendgüldenkraut • Bitterklee • Kalmuswurzel: 1 EL der Mischung in 500 ml Wasser bei geringer Hitze 15 Minuten kochen lassen, abseihen und vor den Mahlzeiten je 1 Tasse warm trinken.

Thymiankraut • Lavendelblüten • Pfefferminzblätter: Mischung aus 4 EL Thymiankraut, 3 EL Lavendelblüten, 2 EL Pfefferminzblättern; 1 TL für 150 ml Wasser als Aufguss, 2 bis 3 Tassen täglich trinken, mehrere Wochen lang.

Therapie

- Magen und Darm werden durch gedünstetes Gemüse, Obst, mageres Fleisch und Fisch weniger belastet als durch fette Speisen, Gebratenes, Vollkornprodukte und Süßigkeiten. Haferschleimsuppe eignet sich sehr gut zur Wiederaufnahme einer regelmäßigen Ernährung nach Abklingen der Beschwerden.
- Wer immer wieder unter einem Reizdarm leidet, sollte seinen Verdauugstrakt dauerhaft mit Provitamin A Betacarotin stärken. Es ist u. a. in Spinat, Kürbis, Grünkohl und Karotten enthalten.
- Essen Sie früh zu Abend, am besten spätestens drei Stunden vor dem Schlafengehen.
- Ruhe und Entspannung wirken sich positiv auf die Verdauung aus. Entspannungstechniken wie autogenes Training lockern die Muskeln der Bauchdecke.

Zu große Mahlzeiten, zu hastiges Essen, zu fette Zubereitung, all das belastet Magen und Darm und ruft lästige Beschwerden wie Aufstoßen, Völlegefühl, Übelkeit, Blähungen und vieles mehr hervor. Schlecht gekaute Speisen muss der Magen zerkleinern und sie werden daher erst verzögert weitertransportiert. Auch der Verdauungsvorgang, der schon im Mund durch reichliches Einspeicheln der Nahrung eingeleitet werden sollte, kann bei einem Schnellesser nicht optimal ablaufen.

Mandelentzündung

Schmerzen beim Schlucken, die bis in die Ohren ausstrahlen können, ein starkes Krankheitsgefühl, Fieber und geschwollene, oft schmerzhafte Lymphknoten am Hals – das sind die Anzeichen einer Mandelentzündung. Beim Blick in den Rachen sieht man zunächst nur geschwollene Mandeln, bei Fortschreiten der Krankheit kann man den bakteriellen Befall auch an den Eiterpünktchen auf den Mandeln oder an einem schmutzig grauen Belag der Mandeln erkennen.

Ursache: Bakterielle Infektion.
Symptome: Starke Halsschmerzen, Schluckbeschwerden, gerötete und geschwollene Mandeln, Fieber, schmerzhafte Halslymphknoten.

Heilpflanzen

Tees aus Heilkräutern werden schon seit langer Zeit und in vielen Gebieten der Erde zum Gurgeln und Spülen von Mund und Rachen verwendet. Sie lindern Entzündungen, reinigen die Schleimhäute und sorgen für eine bessere Durchblutung. Am besten eignen sich Heilpflanzen wie Salbei, Kamille, Malve, Eibisch und Schafgarbe. Besonders Salbeiblätter wirken antibakteriell. Bibernelle wirkt schleimhautreinigend. Hilfreich sind auch Brombeere, Rosmarin und Blutwurz. Bei einer beginnenden Mandelentzündung sollte man viel Flüssigkeit zu sich nehmen. Auch dazu eignen sich z. B. Kamillen- und Salbeitees.

Teerezepte

Salbeiblätter: 1 bis 2 TL mit 150 ml kochendem Wasser überbrühen, 10 Minuten ziehen lassen, täglich 3 bis 4 Tassen heiß trinken.

Kamillenblüten • Salbeiblätter: 2 TL der Mischung für 150 ml Wasser als Aufguss, alle 2 Stunden warm gurgeln; es kann auch Bibernellwurzel oder Blutwurz hinzugefügt werden.

Eibischwurzel • Bibernellwurzel • Blutwurz: 2 TL der Mischung in 150 ml Wasser 10 Minuten kochen lassen, mehrmals täglich spülen.

Brombeer- • Salbei- • Malven- • Rosmarinblätter: Mischung aus 4 EL Brombeerblättern und je 2 EL Salbei-, Malven- und Rosmarinblättern; 3 EL der Mischung in 500 ml Wasser abkochen, mehrmals täglich spülen.

Kamillenblüten • Bibernellwurzel • Blutwurz: Mischung aus 3 EL Bibernellwurzel, 3 EL Kamillenblüten, 1 EL Blutwurz; 1 TL der Mischung in 150 ml kaltem Wasser ansetzen, 2 Minuten kochen, abseihen, mehrmals täglich gurgeln.

Therapie

- Bei hohem Fieber, eitrigen und stark geschwollenen Mandeln, Atembeschwerden sowie eitrigem oder blutigem Schleim beim Husten sollte dringend ein Arzt aufgesucht werden.
- Kleinkinder können nicht gurgeln. Bei ihnen sollte man den Rachenbereich vorsichtig mit Tee auspinseln.
- Gurgeln mit Salz: Einen Teelöffel Salz in 150 Milliliter warmes Wasser einrühren und damit nach den Mahlzeiten gurgeln. Das Salz löst den Schleim von den Mandeln.
- Kalte Wickel lindern die Entzündung der Mandeln. Ein feuchtes kaltes Leinentuch für rund zehn Minuten locker um den Hals legen und mit einem Schal umwickeln. Eine ähnliche Wirkung hat der mäßige Verzehr von Speiseeis.
- Zwiebelwickel wirken antibakteriell. Dazu etwa fünf Zwiebeln klein schneiden und in ein warmes Leinentuch geben. Den Wickel am Hals mit einem Handtuch fixieren.
- Das Lutschen von Bonbons und Pastillen (z. B. mit Salz, Eukalyptus oder Salbei) fördert den Speichelfluss und bewirkt so eine bessere Befeuchtung des Rachenbereichs.
- Viel trinken (vor allem Tees und Mineralwasser) und gut angefeuchtete Atemluft (Luftbefeuchter!) sind gut für die Rachenschleimhaut und wirken Mandelentzündungen entgegen.

Bettruhe ist auch bei der akuten Mandelentzündung eine gute Unterstützung der Heilung. Die Schluckbeschwerden erfordern weiche, nicht zu stark gewürzte und möglichst säurearme Mahlzeiten, damit die entzündeten Mandeln nicht zusätzlich gereizt werden. Warme wie kalte Getränke können die Schluckbeschwerden ebenso mildern.

Menstruationsbeschwerden

Hormonschwankungen und das Zusammenziehen der Gebärmutter während der Menstruation sind für die meisten Beschwerden verantwortlich. Sie sind zwar nicht beunruhigend, aber bei manchen Frauen so stark, dass sie monatlich für einen oder mehrere Tage eine erhebliche Einschränkung der Lebensqualität hinnehmen müssen.

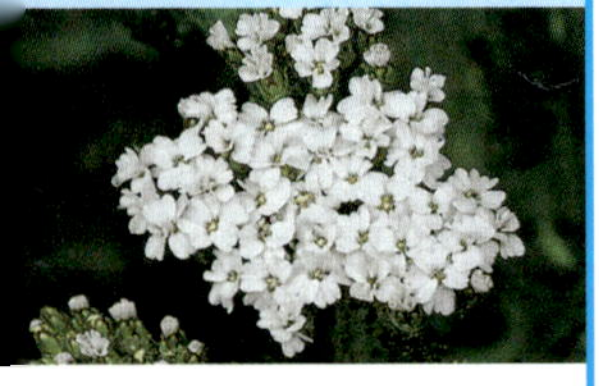

Während der Behandlung mit Schafgarbe sollten Sie auf Wein und Koffein verzichten, diese Kombination kann zu Kopfschmerzen führen.

Ursachen: Hormonelle Störungen, psychische Faktoren (z. B. Stress), Übergewicht, evtl. auch falsche Ernährung und zu wenig Bewegung.

Symptome: Schmerzhaftes Ziehen oder Krämpfe im Unterleib, zu starke oder zu schwache Monatsblutungen, Zwischenblutungen, Rückenschmerzen, Unwohlsein; evtl. Reizmagen, Kopfschmerzen.

Heilpflanzen

In der Frauenheilkunde finden vornehmlich Heilkräuter Anwendung, die krampflösende ätherische Öle enthalten: Bewährt sind vor allem Kamillenblüten, Schafgarbe, Weiße Taubnessel. Hilfreich sind auch Gänsefingerkraut, Ginseng, Melisse und Frauenmantelkraut. Kamillenblüten und Schafgarbe lindern Krämpfe und helfen bei zu starken Regelblutungen. Ausgleichend bei unregelmäßigen Blutungen wirken Rosmarin, Sennesblätter und Fenchel.

Teerezepte

Kamillenblüten: 2 TL für 150 ml Wasser als Aufguss, 5 bis 10 Minuten ziehen lassen, mehrmals täglich 1 Tasse warm trinken.

Schafgarbe: 2 TL für 150 ml Wasser als Aufguss, 10 Minuten ziehen lassen, mehrmals täglich 1 Tasse trinken.

Melissenblätter • Gänsefingerkraut • Pfefferminzblätter: 2 TL für 150 ml Wasser als Aufguss, bei Bedarf 1 bis 2 Tassen trinken.

Gänsefingerkraut • Taubnesselblüten • Kamillenblüten: Mischung aus 6 EL Gänsefingerkraut, 2 EL Taubnesselblüten, 2 EL Kamillenblüten; 2 TL der Mischung für 150 ml Wasser als Aufguss, bei Bedarf 1 bis 2 Tassen täglich trinken.

Frauenmantelkraut • Melissenblätter • Schafgarbe • Kamillenblüten • Johanniskraut: Mischung aus 5 EL Frauenmantelkraut, 4 EL Melissenblättern und je 3 EL Schafgarbe, Kamillenblüten, Johanniskraut; 1 bis 2 TL der Mischung für 150 ml Wasser als Aufguss, 2 Tassen täglich trinken, 6 Wochen lang, 2 Wochen pausieren und wiederholen.

Rosmarinblätter • Fenchelfrüchte • Sennesblätter: 1 EL der Mischung mit 500 ml kochendem Wasser aufgießen, 20 Minuten ziehen lassen, morgens auf leeren Magen über 60 Minuten verteilt schluckweise trinken. 5 bis 8 Tage vor Eintritt der Monatsblutung damit beginnen und maximal eine Woche lang anwenden. Der Tee löst die Menstruation aus und wirkt leicht abführend. Seine Anwendung sollte mit einem Frauenarzt abgesprochen sein.

Therapie

- Moorbäder regen die Hormonproduktion in den Eierstöcken an. Durch ein Moorbad wird eine Überhitzung des Körpers auf über 39 Grad Celsius erreicht, was wiederum die Ausschüttung von Östrogenen fördert. Wohltuend wirken auch die im Moor enthaltenen Salz-, Säure- und Schwefelverbindungen. Moorbäder für die Badewanne gibt es in Apotheken und Reformhäusern. Nicht bei Herzproblemen oder Bluthochdruck anwenden.
- Bewegung kann Menstruationsbeschwerden lindern. Manchen Frauen hilft Beckenbodengymnastik, Bauchtanz oder Yoga.
- Heiße Wickel (z. B. mit Heublumen) helfen bei schmerzhaften Krämpfen. Kalte Wickel schwächen zu starke Monatsblutungen ab (Kälte mindert die Durchblutung der Gebärmutter).

Manche Frauen sind in den Tagen vor Eintritt der Blutung gereizt, leiden unter Brustspannen, Wasseransammlungen, Blähungen oder depressiver Verstimmung, dem so genannten prämenstruellen Syndrom. Anderen machen eher Kopf-, Rücken- oder Bauchschmerzen beim Eintritt der Blutung und während der ersten Tage zu schaffen.

Migräne

Hilfe zur Selbsthilfe für Migräne-Kranke bietet auch die MigräneLiga e.V. Einen guten Überblick über die Aktivitäten und das Informationsangebot des Vereins bietet dessen Internetseite unter der Adresse: http://www.migraeneliga-deutschland.de.

Ursache: Unbekannt; denkbar ist eine genetische Veranlagung.
Symptome: Starke pochende Kopfschmerzen (oft ist nur eine Kopfhälfte betroffen), Übelkeit, Erbrechen, Licht- und Lärmempfindlichkeit; selten: Lähmungserscheinungen, Sensibilitäts- und Sinnesstörungen.

Heilpflanzen

Bei manchen Migräne-Patienten lindert eine Teemischung aus Weidenrinde, Liebstöckel, Melisse und Waldmeister die Symptome. Zu empfehlen ist auch die Einnahme von Pestwurz- und Mutterkraut-Präparaten, die die Häufigkeit von Migräne-Attacken verringern (belegt durch klinische Studien).

Teerezept

Weidenrinde und -blätter • Liebstöckel • Waldmeister • Melissenblätter: Mischung zu gleichen Anteilen erstellen, 1 bis 2 TL der Mischung für 150 ml Wasser als Aufguss, 10 Minuten ziehen lassen, stündlich 1 Tasse trinken.

Therapie

- Kalte Umschläge und Eisbeutel auf Nacken und Stirn lindern akute Beschwerden; Eisbeutel mit einem Tuch umwickeln, nicht direkt auf die Haut legen, bis zu fünf Minuten anwenden. Hilfreich kann auch eine kalte Dusche sein.
- Gute Erfolge konnten mit Akupressur (Druckpunktmassage), Ohrakupunktur und Kraniosakraltherapie erzielt werden. Diese Verfahren sind vorbeugend und sollten von erfahrenen Heilpraktikern bzw. Physiotherapeuten durchgeführt werden.

Mundschleimhautentzündung

Ursachen: Infektion mit Krankheitserregern (Bakterien, Pilze, Viren), unzureichende Mundhygiene, trockene Mundschleimhaut (besonders im Alter), Immunschwäche.
Symptome: Rötungen, Schmerzen, Brennen, Jucken in der Mundhöhle, evtl. vermehrter Speichelfluss und Mundgeruch.

Heilpflanzen

Heiltees reinigen die Mundschleimhaut, fördern ihre Durchblutung und lindern Entzündungen. Am besten eignen sich schleimhaltige Kräuter wie Malve oder Eibisch, Entzündungshemmer wie Kamille oder Schafgarbe und der antibakteriell wirkende Salbei. Hilfreich sind auch Rosmarin, Thymian und die die Schleimhaut zusammenziehenden Pflanzen Blutwurz und Heidelbeere.

Teerezepte

Kamillenblüten bzw. Schafgarbe: 2 TL einer Pflanze für 150 ml Wasser als Aufguss, 15 Minuten ziehen lassen, mehrmals täglich warm spülen.

Eibischwurzel: 2 TL in 150 ml Wasser abkochen, alle 2 Stunden und nach den Mahlzeiten warm spülen.

Salbeiblätter • Rosmarinblätter • Thymiankraut: Mischung aus 3 EL Salbeiblättern, 2 EL Rosmarinblättern und 2 EL Thymiankraut; 1 EL der Mischung für 150 ml Wasser als Aufguss, mehrmals täglich nach den Mahlzeiten lauwarm spülen.

Eibischwurzel • Malvenblätter und -blüten • Brombeerblätter: Mischung aus 3 EL Eibischwurzel, 2 EL Malvenblättern und -blüten,

Häufig entwickelt sich die Mundschleimhautentzündung (Gingivitis) aus einer nicht erkannten oder unzureichend behandelten Zahnfleischentzündung (Gingivitis oder Parodontitis). Deshalb sollte auch bei einer Mundschleimhautentzündung der Zahnarzt zu Rate gezogen werden, denn ist die Ursache eine Zahnfleischentzündung, droht Zahnverlust.

2 EL Brombeerblättern; 2 EL der Mischung in 500 ml Wasser abkochen, 2 Tassen täglich trinken, mit dem gleichen Sud mehrmals täglich gründlich spülen.

Eibischwurzel • Blutwurz • Bibernellwurzel: 2 TL der Mischung für 150 ml Wasser, 10 Minuten kochen, mehrmals täglich spülen.

Anissamen • Salbeiblätter • Thymianblätter: Mischung aus 3 EL Anissamen, 2 EL Salbeiblättern und 2 EL Thymianblättern. 2 TL der Mischung für 150 ml Wasser als Aufguss, mehrmals täglich 1 Tasse sehr warm trinken, den ersten Schluck eine Weile im Mund behalten.

Therapie

Auch Rauchen oder eine schlecht sitzende Prothese können Entzündungen der Mundschleimhaut hervorrufen. Ideale Bedingungen für eine Entzündung bietet auch der trockene Mund, unter dem ältere Leute häufig leiden. Auch Schnarcher haben mit dem Problem der Mundtrockenheit häufig zu kämpfen.

- Myrrhe beruhigt die Mundschleimhaut. Geben Sie zehn Milliliter Myrrhetinktur in 150 Milliliter warmes Wasser, zwei- bis dreimal täglich auf die betroffenen Stellen pinseln.
- Mundspülungen mit Salzwasser desinfizieren die Schleimhäute und lindern Entzündungen. Einen Teelöffel Salz in 150 Milliliter heißem Wasser auflösen, mehrmals täglich den Mund damit lauwarm spülen.
- Teebaumöl wirkt sowohl antibakteriell als auch gegen Viren und Pilze: vier bis fünf Tropfen des Öls in lauwarmen Kamillentee geben und zirka fünf Minuten damit den Mund ausspülen; das Teebaumöl nicht schlucken und nicht bei Kindern anwenden.
- Das Bienenharz Propolis ist ein biologischer Wirkstoff gegen Krankheitserreger. Fünf Tropfen in eine Tasse Kamillentee geben und mehrmals täglich damit gründlich spülen.
- Bei Neigung zu Mundschleimhautentzündungen sollte eine strikte Mundhygiene eingehalten werden: Dazu gehören Mundspülungen, dreimal Zähneputzen pro Tag und die Verwendung von Zahnseide.

Nervosität

Ursachen: Psychische Faktoren wie Leistungsdruck, Stress, Hektik, Reizüberflutung, seelische Unausgeglichenheit.
Symptome: Leichte Erregbarkeit, plötzliche Schweißausbrüche, zittrige Hände, Herz-Kreislauf-Probleme, Erschöpfung, Verdauungs-, Schlaf- und Potenzstörungen, Konzentrationsschwäche, depressive Stimmung.

Heilpflanzen

Viele Heilkräuter lindern Nervosität und wirken entspannend, ohne müde zu machen. Bewährte Pflanzen sind Baldrian, Ginseng, Hopfen, Johanniskraut, Lavendel, Melisse und Rosenblüten. Baldrian und Johanniskraut werden schon seit dem Altertum geschätzt und gelten als die Beruhigungsmittel schlechthin. Hopfen wirkt weniger stark; heilsam ist das Harz seiner Fruchtzapfen. Es hilft beim Einschlafen, regt die Verdauung an und dämpft sexuelle Übererregung (enthält Stoffe, die mit den Östrogenen verwandt sind). Melisse wirkt beruhigend auf die Nerven, vor allem, wenn man psychisch stark gefordert ist. Mild beruhigend und aromatisch sind Pomeranzenschalen und -blüten (im Handel als Orangenblüten).

Teerezepte

Hopfen: 2 TL für 150 ml Wasser als Aufguss, 1 Tasse vor dem Schlafengehen trinken; nicht dauerhaft anwenden.

Baldrianwurzel: 1 bis 2 TL für 150 ml Wasser als Aufguss (auch als Kaltauszug möglich), 10 Stunden ziehen lassen, vor dem Zubettgehen erwärmen und trinken; manchen Menschen fällt morgens dann das Aufstehen schwerer.

Bei Nervosität ist es besonders wichtig, den Heilkräutertee auch in einer entspannten Atmosphäre zu genießen und sich ganz bewusst um Entspannung zu bemühen. Fühlen Sie die Wärme des Tees, atmen Sie seinen Duft ein, erschmecken Sie seine Aromen und konzentrieren Sie sich darauf, wie der Tee durch die Speiseröhre in den Magen gelangt und dort seine wohltuende Wirkung entfaltet.

Melissenblätter: 2 TL für 150 ml Wasser als Aufguss, 15 Minuten ziehen lassen, bis zu dreimal täglich 1 Tasse trinken.

Rosenblüten: 1 TL für 150 ml Wasser als Aufguss, 5 bis 10 Minuten ziehen lassen, 1 bis 2 Tassen täglich trinken.

Apfelschalen: Schale eines Apfels (oder auch den ganzen Apfel in Stücken) mit siedendem Wasser übergießen, 1 Stunde ziehen lassen.

Baldrianwurzel • Orangenblüten • Melissenblätter • Basilikumkraut • Pfefferminzblätter: 2 TL der Mischung für 150 ml Wasser als Aufguss, nach Bedarf mehrere Tassen täglich trinken.

Verwandeln Sie Ihr Badezimmer in eine entspannende Wellness-Oase. Lassen Sie ein Vollbad ein, geben Sie beruhigende Aromen hinzu, wählen Sie ganz leise beruhigende Musik oder Naturgeräusche, lassen Sie sich ins warme Wasser gleiten und genießen Sie während des Bades ganz entspannt Ihren Tee.

Melissenblätter • Johanniskraut • Orangenblüten • Hagebuttenfrüchte: Mischung aus 2 EL Melissenblättern, 1 EL Johanniskraut, 1 EL Orangenblüten, 1 TL Hagebuttenfrüchten; 1 bis 2 TL der Mischung für 150 ml Wasser als Aufguss, 5 Minuten ziehen lassen, 2 bis 3 Tassen täglich trinken.

Therapie

- Johanniskrauttees sollten als Kur über mehrere Monate getrunken werden; der Inhaltsstoff Hypericin kann lichtempfindlich machen, deshalb sollten Sie während der Anwendung Sonnenbäder meiden.
- Beruhigend wirken auch die Aromen von ätherischen Ölen, z. B. Zitronengrasöl, Rosenöl, Orangenöl, Zedernöl oder Rosmarinöl. Man kann die Öle in Duftlampen geben oder sie in einem Riechfläschchen zusammenmischen.
- Entspannungstechniken wie autogenes Training, Yoga, Meditation, Qi Gong oder Tai Chi Chuan helfen, Stress abzubauen und seelische Ausgeglichenheit zu erreichen.

Nierenleiden

Ursachen: Bakterielle Infektion, gestörte Immunabwehr, zu geringe Flüssigkeitsaufnahme über längere Zeit.
Symptome: Dumpfes Gefühl in der Nierengegend, verfärbter Urin, Brennen beim Wasserlassen, schmerzhafter Harndrang, Bluthochdruck; krampfartige Schmerzen (Kolik) bei Nierensteinen.

Heilpflanzen

Die meisten Heiltees gegen Nierenerkrankungen vermehren die Harnausscheidung, was einen Durchspüleffekt auf die Niere (und auch die Blase) hat und der Bildung von Nierensteinen entgegenwirkt. Gegen bakterielle Entzündungen helfen Goldrutenkraut und Bärentraubenblätter. Das Nierengewebe wird u. a durch Goldrutenkraut und Löwenzahn angeregt. Durchspülend wirken Tees aus Birkenblättern, Buccoblättern, Bruchkraut, Hauhechelwurzel, Petersiliefrüchten, Wacholder und Ackerschachtelhalmkraut sowie Indischer Blasen- und Nierentee (aus Orthosiphonblättern). Auch der Verzehr von Spargel und Sellerie wirkt entwässernd.

Nierenleiden verlaufen oft über lange Zeit ohne Beschwerden und damit unbemerkt, dabei können Arzt oder Apotheker mit einem einfachen Stäbchentest schnell und unkompliziert eine Nierenfunktionsstörung feststellen. Da dieser Test nicht zum normalen Vorsorgeprogramm gehört, wird er immer noch viel zu selten angewendet.

Teerezepte

Goldrutenkraut: 2 TL für 150 ml Wasser als Aufguss, 2 bis 3 Tassen täglich trinken.

Löwenzahnwurzel und -kraut: 2 EL für 500 ml Wasser als Aufguss, mit weiteren 500 ml Wasser strecken und morgens auf nüchternen Magen trinken.

Birkenblätter: 2 TL für 150 ml Wasser als Aufguss, dreimal täglich 1 Tasse lauwarm trinken.

Leiden Sie häufig unter Rückenschmerzen? – Auch Erkrankungen der Nieren können sich durch Rückenschmerzen äußern, daran wird oftmals zu spät gedacht.

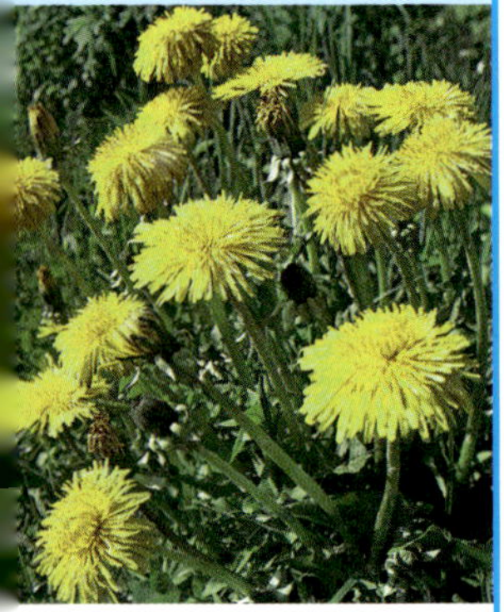

Löwenzahn ist so ein vielfältiges Heilkraut, dass man es fast schon als Allerweltsheilmittel bezeichnen kann. Er wirkt blutreinigend, verdauungsfördernd, harntreibend und magenstärkend. Daher eignet er sich auch gut für die im Frühjahr so beliebte Entschlackungskur.

Birkenblätter • Ackerschachtelhalmkraut • Hauhechelwurzel • Orthosiphonblätter: 1 TL der Mischung für 150 ml Wasser als Aufguss, 2 Stunden ziehen lassen und gelegentlich umrühren, abseihen, bis zu dreimal täglich eine Tasse trinken, 2 Wochen lang.

Bärentraubenblätter • Bruchkraut • Buccoblätter: 2 TL der Mischung mit 150 ml kaltem Wasser ansetzen, 30 Minuten ziehen lassen, dann 3 Minuten kochen, 1 Woche lang 2 Tassen täglich trinken.

Löwenzahnwurzel und -kraut • Wacholderbeeren • Bruchkraut • Petersilienfrüchte • Anisfrüchte: 2 EL der Mischung für 1 Liter Wasser als Aufguss, 20 Minuten ziehen lassen, täglich morgens die ganze Menge trinken, 1 Woche lang.

Therapie

- Bei starken Schmerzen in der Nierengegend (kann aber auch ausstrahlen) besteht der Verdacht auf Nierensteine und einer damit verbundenen Kolik. Dringend einen Arzt aufsuchen!
- Bei Nierenleiden sollte man generell sehr viel trinken. Am besten täglich drei bis vier Liter Flüssigkeit. Wenn keine Heilkräutertees verfügbar sind, eignet sich auch grüner Tee oder (mineralstoffarmes) Mineralwasser. Manche Ärzte raten auch zum mäßigen Biergnuss, da es stark harntreibend wirkt.
- Kleinere Nierensteine und Nierensand können durch reichlich Flüssigkeitszufuhr, aber auch durch viel Bewegung (z. B. Jogging, Gymnastik, Hüpfen oder Tanzen) gelöst und mit dem Urin ausgeschieden werden.
- Die Nierenfunktion kann durch eine Traubenkur verbessert werden. Dazu sollte man zwei Tage lang nur Weintrauben zu sich nehmen, etwa ein bis zwei Kilo pro Tag, und viel trinken.

PMS (Prämenstruelles Syndrom)

Ursachen: Eine plausible Erklärung gibt es bisher nicht; möglicherweise ist eine gestörte Bildung des Hormons Progesteron (Gelbkörperhormon) verantwortlich.

Symptome: Depressive Stimmung, leichte Reizbarkeit, schlechte Konzentrationsfähigkeit, Müdigkeit, Spannungsgefühl in den Brüsten, Wassereinlagerungen in Händen und Waden, Kopfschmerzen, Essattacken.

Unter dem PMS leiden vor allem Frauen nach dem 30. Lebensjahr. Die Beschwerden treten ausschließlich in der zweiten Zyklusphase, also nach dem Eisprung auf und nehmen sechs bis acht Tage vor Eintritt der Blutung an Intensität zu.

Heilpflanzen

Da beim PMS synthetische Medikamente nur bedingt helfen, kommt der Behandlung mit Heilkräutern eine besondere Bedeutung zu. Bei depressiven Anwandlungen hilft der bewährte Stimmungsaufheller Johanniskraut. Gegen Wassereinlagerungen wirkt eine Kombination der Heilkräuter Ackerschachtelhalm, Schafgarbe und Buchweizenkraut. Menstruationsbedingte Kopfschmerzen lindert eine Mischung aus Eisenkraut, Kamille und Rosmarin. PMS-Beschwerden werden auch durch Ginseng, Mönchspfefferfrüchte und Cimicifuga (Traubensilberkerze) abgeschwächt. Mönchspfefferfrüchte wirken regulierend auf den Hormonhaushalt; Tee-Zubereitungen sind nicht üblich. Die nordamerikanische Pflanze Cimicifuga enthält natürliches Östrogen. Zu empfehlen ist auch die Einnahme von Präparaten, die Nachtkerzensamenöl bzw. Borretschsamenöl enthalten.

Teerezepte

Johanniskraut und -blüten: 1 bis 2 TL für 150 ml Wasser als Aufguss, 5 Minuten ziehen lassen, morgens und abends eine Tasse als Kur über 2 bis 3 Monate trinken; erhöht die Lichtempfindlichkeit, Sonnenbäder in dieser Zeit meiden.

Ackerschachtelhalmkraut • Schafgarbenkraut • Buchweizenkraut: Mischung zu gleichen Anteilen erstellen; 1 TL für 150 ml Wasser als Aufguss, 2 bis 3 Tassen täglich trinken, 1 Woche lang; während der Anwendung auf salzarme Ernährung achten.

Johanniskraut • Weißer Andorn • Tausendgüldenkraut • Thymiankraut: 1 bis 2 TL der Mischung für 150 ml Wasser als Aufguss, morgens und abends 1 Tasse trinken.

Eisenkraut • Kamillenblüten • Rosmarinblätter: 1 TL der Mischung für 150 ml Wasser als Aufguss, 10 Minuten ziehen lassen, bei akutem Bedarf bis zu 3 Tassen täglich trinken.

Körperliche oder seelische Beschwerden, dem PMS werden über einhundert Symptome zugeordnet. Zu körperlichen Beschwerden wie Spannungsgefühle in der Brust, zyklische Gewichtszunahme, Wassereinlagerungen, Völlegefühl, Akne und vielem mehr gesellen sich psychische Unausgeglichenheit, Reizbarkeit und schwankende Gemütsverfassung. Die Wassereinlagerung im Gewebe gilt als herausragendes Merkmal.

Therapie

- Beim prämenstruellen Syndrom ist auch eine Umstellung der Ernährung hilfreich. Wohltuend wirken die Vitamine B6 und B12, aber auch Gamma-Linolsäure, Zink und Magnesium. Die B-Vitamine sind u. a. in Vollkornbrot, Sojaprodukten und Fisch enthalten. Gamma-Linolsäure findet sich z. B. in Schwarzen Johannisbeeren und Algen. Zink ist Bestandteil aller Nahrungsmittel tierischer Herkunft (Fleisch, Fisch, Milch etc.).
- Zur Minderung von Wasseransammlungen sollte man auf salzarme Kost achten. Salz bindet Wasser im Körper. Wenige Tage vor der Menstruation empfiehlt es sich, einen entschlackenden und entwässernden Reistag einzulegen oder essen Sie viel Gurke: Ihr Genuss wirkt entwässernd und entgiftet – und sie ist wohlschmeckend, macht satt und ist fettfrei.
- Linderung verschaffen auch entspannende Bäder. Beruhigend in einem Vollbad wirken Extrakte von Lavendelblüten, Melissenblättern oder Schafgarbenkraut.

Reisekrankheit

Ursachen: Permanente Bewegung in einem Verkehrsmittel, gestörter Gleichgewichtssinn, Reisestress.
Symptome: Übelkeit, Erbrechen, Schwindel, Blässe, Müdigkeit, Konzentrationsschwierigkeiten.

Heilpflanzen

Zur Beruhigung des Magens helfen Kamillenblüten- und Zimttees. Auch die Ingwerwurzel hat sich bei Reisekrankheit bewährt (als Tee, kalter Aufguss oder kleine Stücke frischen Ingwer kauen). Sie lindert Übelkeit und fördert die Magen- und Darmmotorik.

Teerezepte

Zimtrinde: 1 bis 2 TL mit 150 ml kochendem Wasser überbrühen, 15 Minuten ziehen lassen, täglich 2 Tassen trinken.

Ingwerwurzel: Ein geschältes, fast daumengroßes Stück würfeln und mindestens 20 Minuten (erst dann werden die ätherischen Öle frei) in 150 ml Wasser kochen, bei Bedarf trinken.

Therapie

▸ Belasten Sie ihren Verdauungstrakt möglichst wenig. Vor Reiseantritt sollte man nur leichte Kost zu sich nehmen, z. B. Fisch, Gemüse, Obst, Joghurt.
▸ Wichtig ist die Wahl des richtigen Sitzplatzes, dort wo die Fortbewegung des Verkehrsmittels am wenigsten spürbar ist: bei Flugzeugen im Bereich der Tragflächen, in Autos besser vorne als hinten und auf Schiffen am besten an Deck in der Mitte (und während der Fahrt einen Punkt am Horizont fixieren!).

Frische Luft, sich den Wind um die Nase wehen lassen, ist ein gutes Mittel gegen die Reisekrankheit.

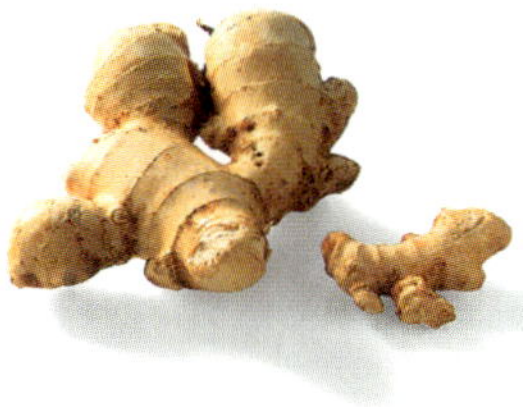

Ingwer gibt Halt und befreit den Körper von der lästigen Übelkeit, die durch Bewegung und Schaukeln von Fahrzeugen ausgelöst wird. Er ist nebenwirkungsfrei und auch für Kinder gut geeignet.

Rheumatische Erkrankungen

Rheuma ist ein Sammelbegriff für über 400 unterschiedliche Erkrankungen. Allen gemeinsam ist der fließende Schmerz, von dem die Krankheit auch ihren Namen hat. Entgegen der landläufigen Meinung ist Rheuma keine altersbedingte Erkrankung, sondern kommt in jedem Lebensalter vor. Auch viele Kinder sind von Rheumaformen betroffen.

Ursachen: Abnutzung und Entzündung von Gelenken (Arthritis) oder der Wirbelsäule, falsche Körperhaltung bzw. Bewegungsabläufe, Anreicherung von Abfallstoffen in Gewebe und Blut, chronische Entzündungen im Körper.

Symptome: Akute oder chronische Gelenk-, Knochen-, oder Muskelschmerzen, Bewegungseinschränkung, Gelenkversteifungen.

Heilpflanzen

Rheumatees fördern die Entschlackung des Körpers und lindern Entzündungen und Schmerzen. Sie regen den Stoffwechsel im Bindegewebe an, sodass Knochen und Gelenke wieder besser versorgt und Abfallstoffe leichter abtransportiert werden können. Da rheumatische Beschwerden oft chronisch sind, sollten Heiltees über eine längere Zeit als Kur angewandt werden. Klassische Heilpflanzen sind Brennnessel, Bohnenschalen, Birkenblätter, Löwenzahn und Weidenrinde. Brennnesselblätter wirken blutreinigend und entschlackend (im Frühling kann man die jungen Blätter auch als Salat zubereiten). Weidenrinde, Mädesüß und Stiefmütterchen enthalten Salizylsäure, die auch in Rheumasalben enthalten ist und Schmerzen lindert. Hilfreich sind auch Klettenwurzel, Sandseggenwurzel, Schlüsselblumen und Teufelskralle.

Teerezepte

Brennnesselblätter: 2 TL für 150 ml Wasser als Aufguss, 2 bis 3 Tassen täglich trinken, 4 bis 6 Wochen lang.

Schlüsselblumenwurzel: 1 bis 2 TL für 150 ml Wasser als Abkochung, 2 bis 3 Tassen täglich trinken.

Löwenzahnwurzel und -blätter: 1 bis 2 TL mit 150 ml kaltem Wasser übergießen, 1 Minute kochen, 10 Minuten ziehen lassen, morgens und abends 1 Tasse trinken, 1 Monat lang.

Brennnesselblätter • Birkenblätter: 2 TL für 150 ml Wasser als Aufguss, dreimal täglich 1 Tasse trinken, 6 Wochen lang.

Weidenrinde • Bohnenschalen • Mädesüßblüten • Heidekraut • Schafgarbe: Mischung aus 3 TL Weidenrinde, 3 TL Bohnenschalen, 1 TL Mädesüßblüten, 1 TL Heidekraut und 1 TL Schafgarbe; 2 EL der Mischung in 450 ml Wasser geben, auf 300 ml einkochen, morgens und abends 1 Tasse trinken.

Weidenrinde • Mädesüß • Zinnkraut • Brennnesselblätter: Mischung aus 3 EL Weidenrinde, 3 EL Mädesüß, 2 EL Zinnkraut, 2 EL Brennnessel; 1 TL für 150 ml Wasser als Aufguss, 3 Tassen täglich trinken.

Therapie

- Stellen Sie ihre Essgewohnheiten um: Eine Teekur hilft nur, wenn Sie sich fettarm sowie vitamin- und ballaststoffreich ernähren.
- Saunagänge wirken entschlackend, weil sie Durchblutung und Stoffwechsel anregen. Über die Haut werden Giftstoffe ausgeschieden.
- Heublumensäckchen (gibt es fertig zu kaufen) lindern Schmerzen und fördern den Stoffwechsel. Säckchen zwei Minuten in siedendes Wasser geben, ausdrücken, möglichst heiß auf die schmerzende Stelle legen, umwickeln und zirka 40 Minuten wirken lassen.
- Ein bewährtes Hausmittel sind Kohlblätterwickel. Weiße Kohlblätter blanchieren, etwas abkühlen lassen und dann lauwarm auf den betroffenen Körperteil legen, mit einem Tuch umwickeln und zirka 30 Minuten wirken lassen.

Auch für Rheuma-Kranke und deren Angehörige gibt es Hilfe zur Selbsthilfe. Auf der Seite http://www.rheuma-liga.de finden Sie Informations- und Kontaktmöglichkeiten.

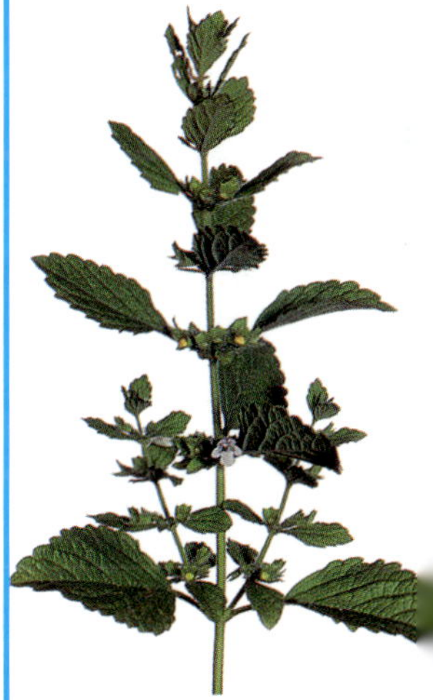

Die Brennnessel wird zur Anregung des Stoffwechsels eingesetzt und ist beliebter Bestandteil von Tees gegen Rheuma und Gicht.

Schlafstörungen

Dass man mal ein oder zwei Nächte nicht gut schläft, ist noch keine Schlafstörung. Wenn sie sich aber über Wochen und Monate hinziehen und zu Müdigkeit, Konzentrationsstörungen, Leistungsminderung und anderen körperlichen Beschwerden führen, ist dies der Beginn eines großen Leidensdruck.

Ursachen: Nervliche Belastung, innere Unruhe, Stress, emotionale Probleme, Schmerzen, übermäßiger Alkohol- oder Koffeinkonsum, Einnahme von Hormonpräparaten (z. B. Antibabypille).
Symptome: Einschlaf- oder Durchschlafprobleme, frühes Aufwachen bzw. generelle Schlaflosigkeit.

Heilpflanzen

Schlaffördernd sind Heilkräuter wie Baldrian, Hopfen, Melisse, Beifuß und Passionsblume. Sie stören im Unterschied zu synthetischen Schlafmitteln die für unsere nächtliche Erholung wichtige REM-Phase (REM: »rapid eye movements«, d. h. schnelle Augenbewegungen) nicht. Dennoch sollten Heiltees nicht über längere Zeit angewendet werden.

Teerezepte

Hopfenzapfen • Melissenblätter • Baldrianwurzel: Mischung aus 3 EL Hopfenzapfen, 3 EL Melissenblättern, 2 EL Baldrianwurzel; 1 bis 2 TL der Mischung für 150 ml Wasser als Aufguss, 10 Minuten ziehen lassen, 1 bis 2 Tassen vor dem Zubettgehen trinken.

Hopfenzapfen • Passionsblumenkraut • Melissenblätter • Orangenblüten: Mischung aus 2 EL Hopfenzapfen, 2 EL Passionsblumenkraut, 3 TL Orangenblüten, 3 TL Melissenblättern; 1 bis 2 TL der Mischung für 150 ml Wasser als Aufguss, 5 Minuten ziehen lassen, 1 bis 2 Tassen abends und vor dem Schlafengehen trinken.

Boldoblätter • Pfefferminzblätter • Rosmarinblätter • Waldmeisterkraut: 1 TL der Mischung für 150 ml Wasser als Aufguss, 1 Tasse abends vor dem Schlafengehen trinken.

Baldrianwurzel • Melissenblätter • Bitterkleeblätter • Pfefferminzblätter • Orangenblüten: Mischung aus 3 EL Baldrianwurzel, 2 EL Melissenblättern, 1 EL Bitterkleeblättern, 1 EL Pfefferminzblättern, 1 EL Orangenblüten; 1 bis 2 TL der Mischung für 150 ml Wasser als Aufguss, mindestens 15 Minuten ziehen lassen und 1 Tasse vor dem Schlafengehen trinken.

Baldrianwurzel • Lavendelblüten • Schlüsselblumenblüten • Johanniskraut: Mischung zu gleichen Anteilen erstellen; 1 TL der Mischung für 150 ml Wasser als Aufguss, 5 bis 10 Minuten ziehen lassen, 1 Tasse schluckweise vor dem Zubettgehen trinken.

Therapie

▸ Regelmäßige Bewegung an frischer Luft hilft: Machen Sie besonders abends kurze Spaziergänge.

▸ Testen Sie eine serotoninreiche Ernährung. Serotonin kann aus dem Eiweißbaustein Tryptophan gebildet werden, der beispielsweise in Linsen, Milch und Nüssen enthalten ist. Serotonin selbst findet sich in Bananen, Mangos und Papayas. Aus Serotonin kann der menschliche Körper Melatonin herstellen, ein Hormon, das sehr wichtig für den Schlaf ist.

▸ Nehmen Sie vor dem Zubettgehen keine fetten oder kohlenhydratreiche Speisen zu sich und trinken Sie nichts Anregendes wie Kaffee, Cola oder schwarzen Tee. Auch größere Mengen Alkohol sind nicht schlaffördernd.

▸ Probleme sollten nicht verdrängt werden. Suchen Sie lieber das Gespräch mit Freunden oder Verwandten.

▸ Lernen Sie Entspannungstechniken wie autogenes Training, Qi Gong oder Meditation. Das autogene Training beinhaltet u. a. spezielle Einschlafformeln.

Baldrian beruhigt, aber er macht nicht müde. Daher ist er auch gut gegen Prüfungsängste einzusetzen. Aber Baldrian eignet sich auch gut gegen Schlafstörungen, insbesondere in der Kombination mit Hopfen, Beifuß und Melisse.

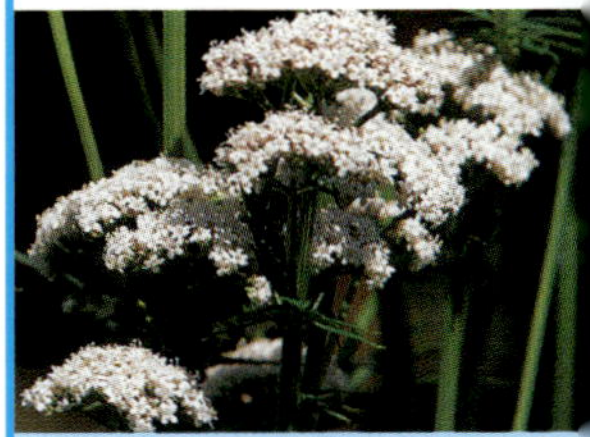

Von Einschlafstörungen spricht man, wenn nach dem Lichtlöschen mehr als eine halbe Stunde bis zum Einschlafen vergeht. Durchschlafstörungen liegen vor, wenn nach nächtlichem Aufwachen mehr als eine halbe Stunde bis zum erneuten Einschlafen vergeht.

Schmerzen

Während akuter Schmerz eine Warn- und Schutzfunktion darstellt und nach Beseitigung der Ursache meist schnell abklingt, hat chronischer Schmerz diese Warn- und Schutzwirkung nicht. Er sollte mit angemessenen Mitteln bekämpft werden, denn es gibt ein so genanntes Schmerzgedächtnis, das auch dann ein Schmerzgefühl vermittelt, wenn es gar keinen Grund mehr dafür gibt. Der richtige Ansprechpartner hierfür sind speziell ausgebildete Schmerzmediziner und Schmerzambulanzen.

Ursache: Mechanische, thermische, chemische oder elektrische Reizung von Nervenenden.
Symptome: Akuter Schmerz, chronischer Schmerz.

Heilpflanzen

Einige bekannte Heilpflanzen enthalten Salizylsäure, einen Wirkstoff, der auch Grundbaustein des Schmerzmittels Aspirin ist. Am meisten Salizylsäure enthält Weidenrinde, die auch fiebersenkend, entwässernd, schweißtreibend und abschwellend wirkt. Auch bei Gicht und rheumatischen Beschwerden eignet sie sich gut für Teemischungen. Salizylsäure konnte außerdem in den Blättern des Mädesüß nachgewiesen werden. Beide Pflanzen können den Magen reizen. Die angeführten Heiltees sollten deshalb nach den Mahlzeiten getrunken werden. Nicht in der Schwangerschaft anwenden!

Teerezepte

Weidenrinde • Lindenblüten: 2 TL der Mischung mit 150 ml Wasser aufgießen, 10 Minuten ziehen lassen, bis zu 3 Tassen täglich trinken; anstelle von Lindenblüten eignen sich auch Holunderblüten.

Mädesüßkraut und -blüten: 1 TL für 150 ml Wasser als (nicht kochenden!) Aufguss, 2 bis 3 Tassen täglich trinken.

Holunderblüten • Lindenblüten • Weidenrinde • Mädesüßkraut • Hagebuttenfrüchte: Mischung aus je 3 EL Holunder- und. Lindenblüten, 2 EL Weidenrinde sowie je 1 EL Mädesüßkraut und Hagebuttenfrüchten; 2 TL der Mischung für 150 ml Wasser als Aufguss, 3 bis 4 Tassen täglich trinken.

Schnupfen

Ursachen: Infektion mit Viren oder Bakterien, allergische Reaktionen auf Pollen, Nahrungsmittel oder Tierhaare.
Symptome: Niesen, laufende oder verstopfte Nase, schmerzhafte, entzündete Nasenschleimhäute, leichtes Fieber oder Kopfschmerzen; bei chronischem Schnupfen eventuell auch Entzündung der Nasennebenhöhlen.

Inhalieren, Spülungen mit Salzwasser oder Meerwassersprays sind Balsam für die Schnupfennase und lassen Sie wieder frei atmen – und sie stehen im Gegensatz zu abschwellenden Nasentropfen nicht in dem Ruf, schon nach kurzzeitiger Anwendung die Nasenschleimhaut zu schädigen und einen so genannten »Medikamenten-Schnupfen« auszulösen.

Heilpflanzen

Bei Schnupfen eignen sich Heilkräuter sowohl als Tees als auch als Dampfbäder, Inhalationen und Spülungen. Generell hilft es, viel zu trinken, dazu verwendet man am besten schweißtreibende Heiltees mit Holunder- und Lindenblüten. Festen Schleim lösen Schlüsselblume, Spitzwegerich und Königskerze. Bei Heuschnupfen empfiehlt sich eine Teekur aus Augentrost, Stiefmütterchen, Hirtentäschel, Schafgarbe, Eichenrinde und Blutwurz. Bei chronischem Schnupfen lindert eine Inhalationsmischung aus Eukalyptus, Pfefferminzblättern und Thymian die Beschwerden.

Teerezepte

Holunder- und Lindenblüten: 2 TL der Mischung (oder nur einer Pflanze) für 150 ml Wasser als Aufguss, mehrmals täglich 1 Tasse trinken, evtl. mit Honig süßen.

Königskerze: 2 TL für 150 ml Wasser als Aufguss (stark schleimlösend) oder 1 EL für einen Kaltauszug, 3 Tassen täglich trinken.

Spitzwegerich: 2 TL für 150 ml Wasser als Aufguss, dreimal täglich eine Tasse trinken.

Augentrostkraut • Stiefmütterchenkraut • Hirtentäschelkraut • Schafgarbenkraut • Eichenrinde • Blutwurz: Mischung aus 2 EL Augentrostkraut, 2 EL Stiefmütterchenkraut, 3 TL Hirtentäschelkraut, 3 TL Schafgarbenkraut, 1 EL Eichenrinde, 1 EL Blutwurz; 2 TL der Mischung für 150 ml Wasser als Aufguss, 3 Tassen täglich nach den Mahlzeiten trinken, 3 Wochen lang.

Heilrezepte

Auch wenn er in den meisten Fällen harmlos ist, sollte ein Schnupfen nicht auf die leichte Schulter genommen werden. Denn unausgeheilt können sich unangenehme Folgeerkrankungen ergeben. Mittelohrentzündung, Kiefern- und Stirnhöhlenentzündung, Lungenentzündung, Rippenfellentzündung und vieles mehr.

Kamillenblüten: 2 TL für 150 ml Wasser als Aufguss, abkühlen lassen, lauwarmen Tee aus der hohlen Hand so durch die Nase ziehen, dass er in den Hals gelangt; oder 2 EL Kamillenblüten mit 2 Liter heißem Wasser aufgießen und 4-mal täglich den Dampf 10 bis 15 Minuten unter einem Handtuch inhalieren.

Eukalyptusblätter • Pfefferminzblätter • Thymianblätter: Mischung aus 3 EL Eukalyptusblättern, 2 EL Pfefferminzblättern und 2 EL Thymianblättern; 2 EL der Mischung mit 2 Liter heißem Wasser aufgießen und 4-mal täglich 10 bis 15 Minuten inhalieren.

Therapie

- Zum Spülen der Nase und zum Inhalieren kann man auch eine Salzwasserlösung verwenden. Für die Spülung einen halben Teelöffel Kochsalz in 150 Milliliter warmem Wasser auflösen.
- Gegen Bakterien und Viren wirkt zusätzlich eine Inhalation mit Teebaumöl: Dazu 5 bis 10 Tropfen in 2 Liter etwa 50 Grad Celsius heißes Wasser geben.
- Nehmen Sie viel Vitamin C zu sich, z. B. als »Heiße Zitrone«: Den Saft einer halben Zitrone in 150 Milliliter warmes Wasser geben (sollte nicht über 70 Grad Celsius warm sein, sonst wird das Vitamin C zerstört). Auch Holundersaft ist reich an Vitamin C.

Sodbrennen

Ursachen: Überreizte Magenschleimhaut, Aufsteigen von saurem Magensaft (häufig in der Schwangerschaft).
Symptome: Brennen in der Speiseröhre, saures Aufstoßen.

Heilpflanzen

Bewährte Hausmittel bei einem gereizten Magen sind Kamille, Melisse und Pfefferminze. Hilfreich sind aber auch schleimstoffhaltige Tees aus Eibisch, Malve oder Leinsamen. Ihr Schleim mindert den Säureüberschuss und legt sich schützend über die angegriffenen Schleimhäute von Magen und Speiseröhre. Nach schwerem Essen helfen auch Pflanzen bei der Verdauung, die viele Bitterstoffe enthalten, z. B. der Gelbe Enzian, Tausendgüldenkraut, Schafgarbe und Bitterklee.

Teerezepte

Kamillenblüten: 2 bis 3 TL mit 150 ml nicht mehr kochendem Wasser aufgießen, 5 bis 10 Minuten ziehen lassen, ungesüßt warm trinken.

Melissenblätter: 2 TL für 150 ml Wasser als Aufguss, 10 Minuten ziehen lassen, mehrere Tassen täglich trinken.

Pfefferminzblätter • Melissenblätter: 2 TL mit 150 ml kochendem Wasser übergießen, 15 Minuten ziehen lassen, 1 Tasse schluckweise trinken.

Eibischwurzel • Malve: 1 bis 2 TL einer Pflanze mit 150 ml lauwarmem Wasser übergießen, 5 bis 10 Stunden ziehen lassen, 2 bis 3 Tassen täglich trinken.

Nicht nur am schmerzhaften Brennen, von dem die Erkrankung ihren Namen hat, erkennt man ein Sodbrennen, sondern auch Schluckstörungen, morgendliche Heiserkeit und vermehrtes Aufstoßen können auf diese Störung hinweisen. Weitgehend unbekannt ist, dass auch viele Atemwegsstörungen wie Husten, chronische Heiserkeit und Asthma Symptome der Refluxkrankheit sein können.

Leinsamen (zerstoßen): 2 TL in 500 ml Wasser über Nacht einweichen, abseihen und morgens vor dem Frühstück trinken.

Leinsamen (zerstoßen) • **Kamillenblüten** • **Süßholzwurzel** • **Gänsefingerkraut:** Mischung aus 2 EL Leinsamen, 1 EL Kamillenblüten, 1 EL Süßholzwurzel, 1 EL Gänsefingerkraut; 1 EL der Mischung mit 150 ml Wasser bis zum Siedepunkt erhitzen, abkühlen lassen, mehrmals täglich 1 Tasse trinken.

Tausendgüldenkraut • **Bitterklee** • **Kalmuswurzel:** 1 EL der Mischung in 500 ml Wasser 30 Minuten kochen, abseihen, über den Tag verteilt warm trinken.

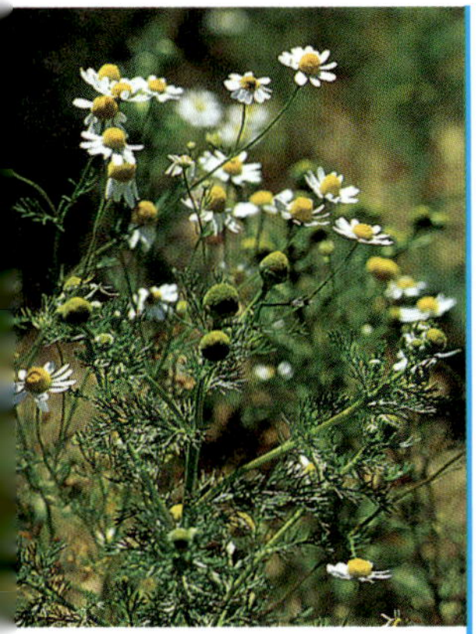

Aufstoßen, Sodbrennen, Völlegefühl – hier kann die innerliche Anwendung von Kamille Erleichterung bringen. Kamille hilft jedoch auch bei Krämpfen und Entzündungen im Verdauungstrakt, bei Reizungen der Mund- und Rachenschleimhaut und der oberen Atemwege sowie bei Durchfall, Blähungen und Brechreiz.

Therapie

- Johanniskrautöl schützt die Magenschleimhaut. Nehmen Sie 30 Minuten vor den Mahlzeiten einen Esslöffel des Öls zu sich.
- Abhilfe bei Sodbrennen verschafft auch Heilerde (aus Apotheke oder Reformhaus). Sie bindet überschüssige Magensäure und Giftstoffe. Dazu bis zu dreimal täglich einen Teelöffel in lauwarmem Wasser oder Kräutertee auflösen und trinken.
- Zur Erholung einer gereizten Magenschleimhaut trägt an Vitamin A reiche Kost bei. Betacarotin, die Vorstufe des Vitamins, ist u. a in Karotten, Spinat, Brokkoli, Grünkohl und Avocados enthalten.
- Verzichten Sie auf den Magen reizende Nahrungsmittel und Getränke wie erhitzte Fette, Fastfood, scharfe Speisen, Knoblauch, Kaffee, schwarzen Tee, Süßigkeiten.
- Essen Sie langsam und kauen Sie gründlich! Dann muss der Magen nicht so viel Verdauungssäuren bilden.
- Wenn sie nachts unter aufsteigender Magensäure leiden, sollten Sie ihren Oberkörper beim Schlafen etwas höher lagern.

Stress

Ursachen: Reizzustand des Körpers bei psychosozialen (Überforderung, Hektik) oder physischen Belastungen (Lärm, Hitze, Kälte).
Symptome: Innere Unruhe, depressive Stimmung, Freudlosigkeit, Angstgefühle; auf Dauer auch Kopfschmerzen, Verdauungsstörungen, Herzbeschwerden, Schlafstörungen, Schweißausbrüche.

Heilpflanzen

Allgemein beruhigende Heilkräuter sind Hopfen, Mistel, Baldrian und Johanniskraut. Bei großem Stress kam man sie mit Zinnkraut, Weißdorn und Herzgespannkraut kombinieren. Am Arbeitsplatz bei aufreibender geistiger Tätigkeit eignet sich eine Teemischung aus Melisse, Hagebutte und Orangenblüten. Ist der Stress vorbei, empfiehlt sich eine Mischung aus Melisse, Engelwurz, Kamille und Gartenrautenkraut zur Entspannung. Wer auch den Magen beruhigen will, kann zu einem Heiltee aus Bitterklee, Rosmarin und Pfefferminze greifen.

Teerezepte

Mistelkraut: 3 TL in 450 ml kaltem Wasser über Nacht ziehen lassen, je 150 ml morgens, mittags und abends trinken; oder 1 TL für 150 ml Wasser als Aufguss, 2 Tassen täglich trinken.

Rosmarinblätter: 1 TL für 150 ml Wasser als Aufguss, 2 Tassen täglich trinken.

Bitterkleeblätter • Rosmarinblätter • Pfefferminzblätter: Mischung aus 4 EL Bitterkleeblättern, 3 EL Rosmarinblättern und 3 EL Pfefferminzblättern; 1 TL der Mischung für 150 ml Wasser als Aufguss, 5 bis 10 Minuten ziehen lassen, 2 Tassen täglich trinken.

Eine Stresserkrankung entsteht in drei Phasen: Die erste Phase ist die Alarmreaktion. Das innere Gleichgewicht ist gestört und der Körper aktiviert alle Reserven, um einen Ausgleich zu bewirken. Es folgt die Widerstandsphase, in der der Körper versucht, den hohen Energieverbrauch runterzufahren, wobei allerdings Stresshormone weiterhin auf hohem Niveau vorhanden sind. Schließlich kommt es zur Erschöpfungsphase, die sich dann in den unterschiedlichsten körperlichen Beschwerden äußert.

Kamillenblüten (A) • Zinnkraut (B) • Johanniskraut (C) • Hagebuttenfrüchte (D) • Herzgespannkraut (E) • Weißdornblüten und -kraut (F) • Brennnesselkraut (G) • Spitzwegerichkraut (H) • Kalmuswurzel (I) • Ringelblumenblüten (J): Mischung in folgendem Verhältnis: 4 Teile A, je 2 Teile B-F und je 1 Teil G-J; 1 bis 2 TL der Mischung für 150 ml Wasser als Aufguss, 3 Tassen täglich trinken.

Melissenblätter • Hagebuttenfrüchte • Orangenblüten • Hibiskusblüten: Mischung aus 5 EL Melissenblättern, 2 EL Hagebuttenfrüchten, 2 EL Orangenblüten und 1 EL Hibiskusblüten; 2 TL der Mischung für 150 ml Wasser als Aufguss, 5 bis 10 Minuten ziehen lassen, 2 Tassen nachmittags und abends über mehrere Wochen trinken.

Lassen Sie sich von Stress nicht unterkriegen: Greifen Sie zu Tees mit den »Relax-Kräutern« Hopfen, Mistel, Baldrian oder Johanniskraut – statt immer wieder zum Bürokaffee. Legen Sie meditative Pausen ein. Autogenes Training lässt sich auch im Büro praktizieren!

Melissenblätter • Engelwurz • Gartenrautenkraut • Kamillenblüten, Orangenblüten: Mischung aus 3 EL Melissenblättern, 2 EL Engelwurz, 2 EL Gartenrautenkraut, 2 EL Kamillenblüten und 1 EL Orangenblüten; 1 TL der Mischung für 150 ml Wasser als Aufguss, 10 Minuten ziehen lassen, 2 Tassen täglich trinken.

Therapie

- Die Ginsengwurzel ist ein Beruhigungsmittel aus der traditionellen chinesischen Medizin. Sie reguliert Bluthochdruck, lindert Depressionen und kräftigt den Organismus. In Apotheken und Reformhäusern gibt es zahlreiche Ginsengpräparate als Pastillen, Kapseln oder Tinkturen.
- Lernen Sie Entspannungstechniken wie z. B. das autogene Training: Dabei werden Körperhaltungen mit hypnotischen Übungen kombiniert, was zu einem tiefen psychischen Entspannungszustand führt. In das autogene Training sollte man von einem erfahrenen Therapeuten eingeführt werden.

Übersäuerung

Ursachen: Zu saure Ernährung, unausgewogenes Säure-Basen-Verhältnis im Körper, Bildung von Säuredepots im Gewebe.
Symptome: Schlechte Durchblutung, Verschleißerscheinungen an Bandscheiben, Sehnen, Bändern und Knorpeln.

Heilpflanzen

Basische Kräuter und Nahrungsmittel können in unserem Körper Säuren binden und so das Säure-Basen-Verhältnis ausgleichen. Dazu eignen sich Wildkräuter wie Brennnessel oder Löwenzahn, aber auch Gewürzkräuter wie Majoran, Thymian, Rosmarin und Salbei.

Teerezepte

Brennnesselblätter: 2 TL für 150 ml Wasser als Aufguss, 10 Minuten ziehen lassen, 2 bis 3 Tassen täglich trinken.

Brennnesselblätter • Klettenwurzel • Queckenwurzel: Mischung aus 4 EL Brennnesselblättern sowie je 3 EL Kletten- und Queckenwurzel; 1 bis 2 TL der Mischung in 1 Liter Wasser 15 Minuten kochen, morgens 2 Tassen auf leeren Magen trinken, 1 bis 2 Wochen lang.

Löwenzahnwurzel und -blätter: 1 bis 2 TL mit 150 ml kaltem Wasser übergießen, 1 Minute kochen, 10 Minuten ziehen lassen, morgens und abends 1 Tasse trinken, 4 Wochen lang.

Therapie

- Essen Sie mehr basenreiche Kost (Gemüse, Obst, Kartoffeln, Salate, Milch) und meiden Sie zu fette, eiweißreiche und süße Nahrungsmittel sowie Alkohol, Tabak und Kaffee.

Liegt der pH-Wert des Blutes unter 7.35, so spricht man von einer Übersäuerung des Körpers. Diese kann entstehen, wenn zu wenig Kohlensäure abgeatmet wird, wenn zu viele saure Stoffwechselprodukte ins Blut gelangen oder wenn bei hoher körperlicher Belastung in kurzer Zeit viel Energie abgerufen wird.

Venenschwäche

Die immer noch wirksamste Therapie einer Venenschwäche ist die Kompression. Die Strümpfe oder Strumpfhosen üben von außen Druck auf das Bindegewebe aus, der in verschiedenen Regionen des Beines unterschiedlich stark ist. Deshalb müssen sie in der Regel auch individuell angepasst werden. Der Druck bewirkt eine deutliche Verbesserung des Blutrückflusses.

Ursachen: Verminderter Blutabfluss in den Beinvenen infolge Bindegewebsschwäche, Schwangerschaft, Übergewicht oder ein Beruf mit vornehmlich stehender und sitzender Tätigkeit.
Symptome: Geschwollene Beine (Ödeme), schmerzende, gerötete Beinvenen, Muskelkrämpfe, Müdigkeit; bei fortgeschrittenen Beschwerden auch Krampfadern, Venenentzündungen, offene Beine, Thrombose.

Heilpflanzen

Die Heilkräuter Raute und Buchweizenkraut enthalten das Flavonoid Rutin, das die Durchlässigkeit der Venen fördert und ihre Wände festigt. Zusammenziehend und abdichtend auf die Gefäße wirken auch Hamamelis (virginische Zaubernuss) und Mäusedornwurzel. Rosskastanie sowie Stein- und Honigklee fördern den Lymphabfluss in den Beinen. In den Früchten der Rosskastanie ist u. a der Wirkstoff Aescin enthalten, der die Venenwände stabilisiert und so auch zum verbesserten venösen Rückfluss führt (z. B. bei Krampfadern). Aescin hat außerdem eine stark ödemvermindernde Wirkung.

Teerezepte

Raute (Wein- oder Gartenraute): 1 TL für 150 ml Wasser als Aufguss, 2 Tassen täglich trinken (nicht in der Schwangerschaft).

Rosskastaniensamen: 1 TL für 150 ml Wasser als Abkochung, je 1 Tasse nach den Mahlzeiten trinken.

Hamamelisblätter: 1 TL mit 150 ml Wasser 4 Minuten abkochen, 2 bis 3 Tassen täglich nach Bedarf trinken.

Stein- und Honigklee: 1 bis 2 TL für 150 ml Wasser als Aufguss, 2 bis 3 Tassen täglich bei Bedarf trinken.

Buchweizenkraut: 1 bis 2 TL mit 150 ml kochendem Wasser überbrühen, 1 Minuten kochen, 10 Minuten ziehen lassen, 2 bis 3 Tassen täglich trinken, 4 bis 6 Wochen lang.

Rosskastanienblätter • Hamamelisblätter • Buchweizenkraut • Brennnesselkraut • Stiefmütterchenkraut • Ringelblumenblüten: 1 TL der Mischung für 150 ml Wasser als Aufguss, 2 Wochen lang 2 Tassen täglich trinken.

Steinklee • Brennnesselkraut • Hauhechelwurzel • Sandseggenwurzel • Ackerschachtelhalmkraut: 2 TL der Mischung für 150 ml Wasser als Aufguss, 15 Minuten ziehen lassen, 3 Tassen täglich trinken, 1 Woche lang (nicht bei Ödemen!).

Therapie

- Hamamelis eignet sich auch zur äußeren Anwendung bei Entzündungen. Dazu 2 TL der Blätter und Rinde abkochen und auf die betroffenen Stellen auflegen.
- Bewegung fördert die Durchblutung und verhindert venösen Rückstau. Vor allem bei sitzender oder stehender Berufstätigkeit sollte man auf einen sportlichen Ausgleich achten.
- Kneippsche Wasseranwendungen verbessern die Durchblutung. Machen Sie z. B. morgens Wechselduschen: Erst 2 Minuten warm, dann 2 Minuten kalt duschen, dann wieder warm usw., Vorgang dreimal wiederholen, mit einer kalten Dusche beenden.
- Legen Sie sooft es geht die Beine hoch. Das entlastet die Beinvenen und beruhigt Schwellungen.

Wer unter einer Venenschwäche leidet und eine längere Flug- oder Busreise antritt, läuft Gefahr, durch das lange und oftmals beengte Sitzen eine Thrombose zu erleiden. Vorsorge treffen kann man durch lockere, nicht beengende Kleidung, ausreichendes Trinken, Fußgymnastik und wenn möglich häufiges Auftreten. Eventuell empfiehlt sich auch die vorbeugende Gabe blutverdünnender Medikamente wie Acetylsalicylsäure oder Heparin.

Verstopfung

Die Häufigkeit des Stuhlgangs variiert in einer großen Breite. Als weitgehend normal angesehen wird Stuhlgang von dreimal täglich bis zu nur dreimal wöchentlich. Ist die Häufigkeit des Stuhlgangs geringer als dreimal pro Woche, spricht man von Verstopfung.

Ursachen: Falsche Ernährung (vor allem zu viel Weißmehlprodukte), zu geringe Flüssigkeitsaufnahme, Bewegungsmangel, Übergewicht.
Symptome: Permanentes Völlegefühl in der Darmregion, ausbleibender Stuhlgang (nur einmal in fünf Tagen), harter Stuhl, schmerzhafte, mühsame Darmleerung, Krämpfe, Blähungen.

Heilpflanzen

Abführende Wirkstoffe sind vor allem in Faulbaumrinde, Sennesblättern und -früchten, Schlehdornblüten, Holunderbeeren, Rhabarberwurzel sowie Aloe enthalten. Es gibt in Apotheken Abführmittel und Heiltees, die aus diesen Pflanzen hergestellt sind. Heiltees dürfen nur maximal zwei Tage lang angewendet werden. Bei anhaltenden Beschwerden sollten Sie danach besser einen Arzt aufsuchen. Sennesblätter und Faulbaumrinde können eine stark reizende Wirkung haben und in manchen Fällen zu Erbrechen führen. Holunderbeeren und Schlehdornblüten wirken milder.

Teerezepte

Sennesblätter: 1 TL in 150 ml kaltem Wasser 24 Stunden ziehen lassen, gelegentlich umrühren, morgens und abends je 1 Tasse trinken (wirkt nach 6 bis 8 Stunden); nicht in der Schwangerschaft, Stillzeit und bei Kindern unter 12 Jahren anwenden.

Faulbaumrinde: 1 TL abgelagerte Rinde (frische wirkt stark reizend) in 150 ml kaltem Wasser 12 Stunden ziehen lassen, gelegentlich umrühren, abseihen und abends vor dem Zubettgehen 1 Tasse warm trinken; nicht in der Schwangerschaft, Stillzeit und bei Kindern unter 12 Jahren anwenden.

Schlehdornblüten: 1 bis 2 TL mit 150 ml kaltem Wasser übergießen, bis zum Siedepunkt erhitzen, abseihen, morgens und abends je 1 Tasse trinken.

Holunderbeeren: 1 TL mit 150 ml kaltem Wasser übergießen, über Nacht ziehen lassen, dann kurz aufkochen, abkühlen lassen und abseihen, morgens und abends je 1 Tasse trinken.

Sennesblätter • Pfefferminzblätter • Kümmelfrüchte • Fenchelfrüchte: Mischung aus je 3 EL Sennes- und Pfefferminzblättern sowie je 2 EL Kümmel- und Fenchelfrüchten; 1 bis 2 TL der Mischung für 150 ml Wasser als Aufguss, 20 Minuten ziehen lassen, abends und bei Bedarf auch morgens 1 Tasse trinken.

Faulbaumrinde • Pfefferminzblätter • Sennesblätter • Kümmelfrüchte: Mischung aus je 3 EL Faulbaumrinde und Pfefferminzblättern sowie je 2 EL Sennesblättern und Kümmelfrüchten; 1 bis 2 TL der Mischung für 150 ml Wasser als Aufguss, 15 Minuten ziehen lassen, abends und bei Bedarf auch morgens 1 Tasse trinken.

Therapie

▸ Achten Sie auf ballaststoffreiche Ernährung und trinken Sie mindestens zwei Liter Tee oder Wasser pro Tag. Ballaststoffe sind vor allem in Gemüse, Obst, Salaten und Getreide enthalten.

▸ Dörrobst verschafft Abhilfe bei Darmträgheit. Dazu abends fünf bis zehn Dörrpflaumen und eine getrocknete Feige mit Wasser übergießen, über Nacht stehen lassen, morgens auf leeren Magen die Früchte essen und das Wasser trinken (Wirkung nach zwei bis drei Stunden).

▸ Sauerkraut regt die Verdauung an. Entweder mehrmals täglich eine kleine Portion Sauerkraut roh bzw. gekocht essen.

Ballaststoffreiche Ernährung ist ein guter Garant gegen Verstopfung. Allerdings gehört zu ballaststoffhaltiger Nahrung auch ausreichend Flüssigkeit, denn nur dann können die Ballaststoffe im Darm quellen.

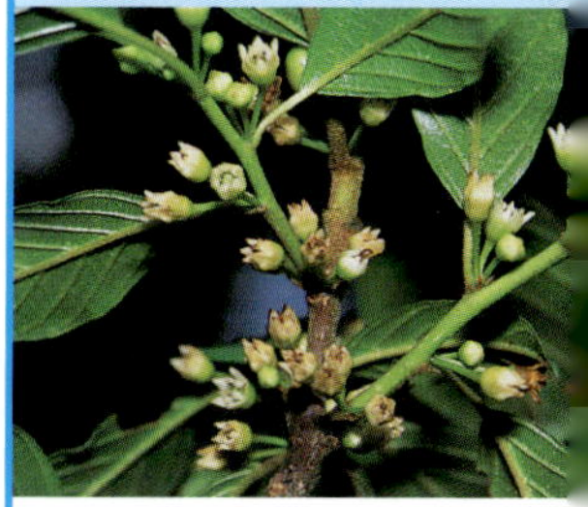

Faulbaumrinde muss mindestens ein Jahr gelagert werden und sollte auch dann mit großer Vorsicht angewendet werden – und erst, nachdem andere Mittel gegen die Verstopfung nicht gewirkt haben. Sie ist nicht geeignet während der Schwangerschaft und Stillzeit und ebenso wenig für Kinder unter 12 Jahren.

Wechseljahrbeschwerden

Hormonelle Umstellungen und stark schwankende Hormonspiegel während der Wechseljahre führen bei vielen Frauen zu mehr oder weniger starken Beschwerden. Insbesondere sojareiche Ernährung steht in dem Ruf, die Spitzen abzumildern und für ein ausgeglicheneres Befinden zu sorgen.

Ursachen: Hormonelle und psychische Umstellungen im weiblichen Körper während der Wechseljahre (Klimakterium).
Symptome: Hitzewallungen, leichte Reizbarkeit, depressive Verstimmungen, Herzbeschwerden, Schweißausbrüche, sexuelle Unlust, Kopfschmerzen, Schwindel, Abgeschlagenheit.

Heilpflanzen

Lindernde Heilkräuter in den Wechseljahren sind bei Verstimmungen Johanniskraut und Ginseng, bei nervöser Unruhe Melisse, Baldrian und Orangenblüten. Die nordamerikanische Pflanze Cimicifuga (Traubensilberkerze) hat östrogenähnliche Wirkung. Mönchspfeffer (wird auch »Frauenkraut« genannt) reguliert den Hormonhaushalt und sorgt für innere Ruhe. Salbei schwächt intensive Schweißbildung und Hitzewallungen ab.

Teerezepte

Johanniskraut • Salbeiblätter • Frauenmantelkraut • Schafgarbenkraut: 1 TL für 150 ml Wasser als Aufguss, 2 bis 3 Tassen täglich trinken, 2 Monate lang, dann 1 Monat pausieren und wiederholen.

Melissenblätter • Weißdornblätter und -blüten • Herzgespannkraut: 1 bis 2 TL für 150 ml Wasser als Aufguss, 2 bis 3 Tassen täglich trinken; bei starker Schweißbildung Weißdorn durch Salbei austauschen.

Therapie

- Gute Wirkung bei Wechseljahrbeschwerden haben Vollbäder mit Ackerschachtelhalm- oder Johanniskrautzusatz (bei maximal 39 Grad Celsius); nach 20-minütigem Bad sollte man 30 Minuten ruhen.

Wetterfühligkeit

Ursache: Reaktion des vegetativen Nervensystems auf Wetteränderungen oder bestimmte Wetterlagen.
Symptome: Kopfschmerzen, Kreislaufbeschwerden, Gereiztheit, Abgeschlagenheit, Gliederschmerzen, Schlafstörungen, Schwindelgefühle, Narbenschmerzen, Rheuma.

Heilpflanzen

Bei Kreislaufbeschwerden und Gleichgewichtsproblemen aufgrund von Wetterfühligkeit ist Weißdorn ein bewährtes Heilkraut. Es reguliert den Blutdruck und ist sehr gut verträglich. Gegen Kopfschmerzen (siehe Seite 112) hilft (Silber-)Weidenrindentee.

Teerezepte

Weißdornblätter und -blüten: 2 TL für 150 ml Wasser als Aufguss, 20 Minuten ziehen lassen, täglich 2 bis 3 Tassen trinken.

Weidenrinde: 1 TL mit 150 ml kochendem Wasser überbrühen, 10 bis 15 Minuten ziehen lassen, mehrere Tassen täglich trinken.

Therapie

- Kaliumreiche Kost kann Wetterfühligkeit mildern. Viel Kalium ist in Bananen, Reis, Gemüse, Nüssen und Kartoffeln enthalten.
- Testen Sie eine Riechflasche mit Eukalyptus-, Pfefferminz- und Zypressenöl; jeweils 1 bis 2 Tropfen mit 20 Milliliter Pflanzenöl mischen und bei Bedarf schnuppern.
- Kneippsche Wasseranwendungen helfen bei Kreislaufproblemen. Geeignet sind kalte Arm- und Fußbäder, kalte Umschläge und morgendliche Wechselduschen.

Viel Bewegung an frischer Luft stärkt Herz und Kreislauf und macht den Organismus resistenter gegen die Einflüsse von schwankenden Wetterlagen. Wer durch die Wetterfühligkeit schwer beeinträchtigt ist, mag vielleicht einer Empfehlung der WHO folgen, die gegen Wetterfühligkeit Akupunktur empfiehlt.

Zahnfleischentzündungen

Gut gereinigte Zähne und regelmäßige Zahnsteinentfernung sind die wichtigsten Maßnahmen gegen die gefürchtete Zahnfleischentzündung, die unbehandelt nicht nur kranken, sondern auch gesunden Zähnen die Lebensgrundlage und den festen Halt entzieht.

Ursachen: Bakterielle Infektion, mangelnde Mundhygiene, Bildung von Zahnfleischtaschen infolge von Knochenschwund.
Symptome: Schmerzende, geschwollene Zahnfleischrötungen, Zahnfleischbluten, Mundgeruch.

Heilpflanzen

Bei entzündetem und blutendem Zahnfleisch helfen Hirtentäschelkraut, Mädesüß und Salbei. Mädesüß lindert auch Schmerzen. Heilende Wirkung hat auch die Hamamelis (Zaubernuss).

Teerezepte

Hirtentäschelkraut: 2 TL für 150 ml Wasser als Aufguss, 2 bis 3 Tassen täglich trinken.

Mädesüßblätter und -blüten: 1 TL für 150 ml Wasser als Aufguss, 10 Minuten ziehen lassen, 2 bis 3 Tassen täglich trinken.

Salbeiblätter: 1 TL getrocknete und 1 TL frische Salbeiblätter mit 150 ml kochendem Wasser übergießen, 10 Minuten ziehen lassen, abseihen, 2 bis 3 Tassen täglich trinken.

Hamamelisblätter: 1 TL mit 150 ml siedendem Wasser übergießen, 10 Minuten ziehen lassen, mehrmals täglich lauwarm spülen.

Therapie

Konsequente Zahnhygiene: Putzen Sie sich dreimal täglich nach den Mahlzeiten die Zähne und verwenden Sie Zahnseide. Lassen Sie sich von ihrem Zahnarzt zeigen, wie man richtig Zähne putzt!

Zellulite

Ursachen: Veranlagung zur Bindegewebsschwäche, evtl. Übersäuerung.
Symptome: Unregelmäßige Fettansammlungen (»Orangenhaut«) an den Außenseiten der Oberschenkel, im Hüftbereich, am Po und an den Knien (bei jeder dritten Frau, aber nur jedem hundertsten Mann).

Auch Miniröcke können Zellulite hervorrufen. An der Universität Göttingen hat man herausgefunden, dass die unbedeckte Haut an den Oberschenkeln friert und sich mit Fettablagerungen gegen die Kälte schützt.

Heilpflanzen

Ein wichtiger Baustoff im menschlichen Organismus für Bindegewebe, Sehnen, Haut und Haare ist die Kieselsäure. Verschiedene Heilkräuter sind dazu in der Lage, Kieselsäure über ihre Wurzeln aus dem Boden aufzunehmen und sie in ihren Zellen anzulagern, z. B. Ackerschachtelhalm (Zinnkraut), Spitzwegerich und Grünes Haferkraut. Vor allem Menschen, die von Natur aus ein schwaches Bindegewebe haben, sollten kieselsäurehaltige Heiltees und Präparate anwenden. Eine Teemischung mit Grünem Haferkraut und Brennnesselblättern wirkt zudem entschlackend.

Teerezepte

Spitzwegerichblätter: 2 TL für 150 ml Wasser als Aufguss, 1 Tasse täglich trinken, mehrere Wochen lang.

Ackerschachtelhalm: 1 bis 2 TL für 150 ml Wasser als Aufguss, 30 Minuten ziehen lassen, 3 Tassen täglich trinken, 2 bis 4 Wochen lang.

Spitzwegerichblätter, Ackerschachtelhalm: 1 TL der Mischung mit 150 ml kochendem Wasser übergießen, 10 Minuten ziehen lassen, 1 Tasse täglich trinken, 4 Wochen lang.

Grünes Haferkraut • Brennnesselblätter • Frauenmantelkraut: Mischung aus 7 EL Haferkraut, 2 EL Brennnesselblättern, 1 EL Frauenmantelkraut; 1 bis 2 TL der Mischung mit 150 ml kochendem Wasser übergießen, 20 Minuten ziehen lassen, täglich 2 Tassen trinken, 2 Wochen lang.

Therapie

Raucherinnen, die zudem das Sofa dem Sportstudio vorziehen, brauchen sich nicht zu wundern, wenn sie unter Zellulite leiden. Nikotin schadet dem Gewebe sogar zweimal: Zum einen verengt es die Gefäße und verursacht eine verschlechterte Durchblutung, zum anderen schädigt es die Kollagenstruktur im Bindegewebe.

- Auch grüner Tee wirkt entschlackend. Probieren Sie chinesischen Pu-erh-Tee (siehe Seite 49).
- Sport macht Zellulite nicht rückgängig, verhindert aber ihr Fortschreiten; am besten geeignet sind Radfahren, Schwimmen, Jogging und Gymnastik.
- Falsche Ernährung und Übergewicht begünstigen die Entstehung von Zellulite. Achten Sie deshalb auf fettarme und vitaminreiche Kost mit viel Obst, Gemüse und Vollkornprodukten.
- Nehmen Sie täglich mindestens zwei bis drei Liter Flüssigkeit zu sich; am besten eignen sich (ungesüßte) Kräutertees und Mineralwasser. Dadurch wird der Stoffwechsel des Bindegewebes unterstützt.
- Lotionen und Cremes können Zellulite nicht stoppen, sorgen aber für feuchtere Haut und damit ein glätteres Erscheinungsbild. Zu empfehlen sind Produkte, die auch die Durchblutung fördern (z. B. mit Rosmarin, Efeu oder Arnika). Trockenbürsten der betroffenen Körperstellen fördert die Aufnahmefähigkeit der Haut für Lotionen und Cremes; dazu verwendet man spezielle Bürsten oder Kugeln.
- Hautstraffende Wirkung haben auch Kartoffel- und Algenauflagen. Dazu einfach Algen bzw. rohe Kartoffelscheiben zirka 20 Minuten auf die betroffenen Stellen legen und mit einem Tuch abdecken.
- Lymphdrainage hilft vorbeugend gegen Zellulite. Dabei handelt es sich um eine sanfte Streichmassage mit speziellen Handgriffen, durch die Flüssigkeit aus dem Gewebe über die Lymphbahnen abgeführt wird.

Literatur

Au, Franziska von: Hausrezepte gegen alle Krankheiten. Südwest Verlag. München 6. Aufl. 1995

Das Buch vom Tee. Wilhelm Heyne Verlag. München 4. Aufl. 2001

Das große Buch der Hausmittel. Gesundheit aus der Natur. ADAC Verlag / Südwest Verlag. München 1999

Das große Handbuch der Klosterheilkunde. ADAC Verlag / Verlag Zabert Sandmann. München 2005

Kovács, Heike, Kilian-Kornell, Gunhild: Der Hausarzt. Schnelle Hilfe bei allen Beschwerden. Südwest Verlag. München 2. Aufl. 2000

Leibold, Gerhard: Heiltee. Richtig zubereiten und anwenden. Econ Verlag. Düsseldorf 2. Aufl. 1996

Möhring, Wolfgang: Das große Buch der Heiltees. Die besten Teerezepte für Gesundheit und Wohlbefinden. Südwest Verlag. München 1997

Möhring, Wolfgang: Heiltees. Rezepte für die Gesundheit. Südwest Verlag. München 1998

Münzel, Angelika, Zittlau, Jörg: Kräuter, Tees und Co. W. Ludwig Buchverlag. München 1998

Selius, Christine: Neue Heiltees. Südwest Verlag. München 1998

Urban-Backhaus, Monika E.: Natürliche Hilfe durch Heiltees. Südwest Verlag. München 1995

Zittlau, Jörg: Das große Buch vom Grünen Tee. W. Ludwig Buchverlag. München 2000

Zittlau, Jörg: Erfolgreich abnehmen mit Puerh-Tee. W. Ludwig Buchverlag. München 1999

Zittlau, Jörg: Rotbuschtee für Gesundheit und Schönheit. Südwest Verlag. München 2002

Zittlau, Jörg, Dankwitz, Dorothee: Zeit für Tee. Heiltees gesund genießen. Südwest Verlag. München 1999

Zittlau, Jörg, Kriegisch, Norbert, Heinke, Dagmar P.: Hausmittel. Südwest Verlag. München 6. Aufl. 1999

Bildnachweis

Flora Press, Hamburg: 21; Getty Images, München: 5, 35 (Shui Kobayashi), 7 (Gary Moss), 16 (Shaun Egan), 4, 43 (Macduft Everton); Ifa, Ottobrunn: 40, 41 (IDS), 60 (Weststock); Jump, Hamburg/Anette Falck: 55; Mauritius Images, Mittenwald: 2, 29 (Foodpix), 113 (J. Beck), 132 (Age Fotostock); Botanik-Bildarchiv Laux, Biberach: 65, 70, 75, 151; Okapia, Frankfurt: 79 (Björn Svensson), 96 (Harald Lange); Picture Alliance/dpa, Frankfurt: 116 (Winfried Wisniewski); Südwest Verlag, München/Claudia Rehm U1r, 33 (Christian Kargl), 137 (n.n.), 95, 102, 124, 139, 144 (Joachim Heller), 31 (Michael Nagy), 135 (Amos Schliack), 50 (Ute Schoenenburg); Superbild, Unterhaching/B.S.I.P.: 25; Bildagentur Waldhäusl, A-Rosenau: 46; Zefa, Düsseldorf/lizenzfrei U1li, 3 (joSon)

Impressum

Projektleitung: Sabine Gnan, Sybille Schlumpp
Redaktion: Dr. Judith Schuler
Gesamtproducing: Epsilon2, Konzept & Gestaltung, Augsburg
Bildredaktion: Dietlinde Orendi
Herstellung: Reinhard Soll
Umschlaggestaltung: Veronika Moga
Druck: Legoprint, Lavis

Printed in Italy

Gedruckt auf chlor- und säurearmem Papier

ISBN 3-3-517-06930-2
X8 17 26 35 44 53 62 71

Hinweis
Die Ratschläge/Informationen in diesem Buch sind von Autor und Verlag sorgfältig erwogen und geprüft, dennoch kann eine Garantie nicht übernommen werden. Eine Haftung des Autors bzw. des Verlags und seiner Beauftragten für Personen-, Sach- und Vermögensschäden ist ausgeschlossen.